认识抑郁，战胜抑郁

海 英 主编

北方联合出版传媒（集团）股份有限公司

辽宁科学技术出版社

中文：辽宁省"兴辽英才计划"项目资助（XLYC2002104）

英文：Supported by Liaoning Revitalization Talents Program（XLYC2002104）

图书在版编目（CIP）数据

认识抑郁，战胜抑郁 / 海英主编 . -- 沈阳： 辽宁

科学技术出版社，2024. 10. -- ISBN 978-7-5591-3874-3

Ⅰ . R749.405

中国国家版本馆 CIP 数据核字第 2024CG1370 号

出版发行：辽宁科学技术出版社

     （地址：沈阳市和平区十一纬路 25 号 邮编：110003）

印 刷 者：辽宁新华印务有限公司

经 销 者：各地新华书店

幅面尺寸：145mm×210mm

印 张：6.75

字 数：200 千字

出版时间：2024 年 10 月第 1 版

印刷时间：2024 年 10 月第 1 次印刷

责任编辑：丁 一

封面设计：刘冰宇

责任校对：许琳娜

书 号：ISBN 978-7-5591-3874-3

定 价：40.00 元

联系电话：024-23284363，15998252182

邮购热线：024-23284502

主编简介

海英，博士生导师，辽宁省名中医。国家中医药管理局首批中国中医科学院中医传承博士后，国家中医药管理局第四批全国名老中医药专家学术经验继承人，荣获全国名老中医学术经验优秀继承人称号，为第四批全国中医临床优秀人才，现任辽宁省特聘教授、省百千万人才工程"百人计划"入选者。现任辽宁中医药大学附属医院脑病/针灸科主任，田维柱辽宁省中医大师传承工作室、全国名中医传承工作室负责人。兼任中华中医药学会脑病分会常务委员；中国中医药研究促进会脑病学分会副会长；世界中医药学会联合会眼针专业委员会副会长兼秘书长；辽宁省中医药学会脑病专业委员会主任委员；辽宁省中西医结合学会神经内科专业委员会主任委员等。主持参与国家、省部级课题近15项，拥有专利6项，发表核心期刊论文30余篇，编写著作10余部，主持发布国际标准1项。

编委会

前　言

　　抑郁症是一种以显著而持久的心境低落为主要特征的精神障碍性疾病，具有较高的患病率和反复发作的特点。随着生活节奏的加快、社会竞争的加剧，全球有近四亿人患有抑郁症，我国抑郁症患者人数也在逐年增加。抑郁症不仅影响患者个人的身心健康，困扰患者的生活和工作，也给家庭和社会带来沉重的负担，重度抑郁患者甚至常伴有自杀倾向。因此，抑郁症已经成为世界范围内严重危害人类健康的主要原因之一。

　　抑郁症离我们并不遥远。然而，只有少部分患者会主动寻求有效的治疗，大部分患者无法正确认识自己的疾病，甚至对抑郁存在误解和偏见。有数据显示，我国抑郁症的识别率小于50%，诊断率不足20%。抑郁症患者的痛苦不仅源于疾病本身，更源于人们对抑郁症的错误认知和片面理解。大众对抑郁症的理解与认知不应仅仅来自口口相传的只言片语，还应该有全面、科学的解读，抑郁症患者需要正视自己的疾病，积极寻求专业人士的帮助，并全程配合医生的诊疗，知晓抑郁症是可以治愈的。

　　本书从对抑郁的认识入手，帮助人们了解抑郁、正确认识抑郁。抑郁症并不可怕，对抑郁症的无知才可怕；学习抑郁的特点能够帮助人们早期识别抑郁，从而尽早接受规范治疗，控制症状，提高临床治愈率；通过自我调节和康复的方法，从容应对抑郁，帮助患者在陷入抑郁时有意识地自控，尽快从抑郁的泥淖中挣脱出来，最终走出抑郁，找回曾经那个快乐的自己；中医药在对抑郁的认识与防治方面均具有独特优势，指导患者中医药防治抑郁的方法，可帮助患者最终战胜抑郁，提高生活质量，回归正常的工作、学习和生活。

　　本书是一本深入浅出、通俗易懂、实用性强的医学普及读本。可作为抑郁症患者及其家庭用作治疗和自我调养的常用书，也可供基层医务人员和广大群众阅读参考。希望通过阅读本书，能使读者正确认识抑郁，早期识别抑郁，从容应对抑郁，逐渐获得稳定和康复的能力，早日战胜抑郁，从而提升健康指数和生活质量。由于编者水平有限，加之时间仓促，不足之处在所难免，望广大读者批评、指正，待再版时进一步完善。

编者

2024年9月

目　录

第一章　认识抑郁

近年来，由于生活节奏的加快、工作压力的增大，以及心理、遗传、药物的滥用等多种因素的影响，很多人出现了情感低落、思维迟缓、意志活动减退以及躯体症状（包括睡眠障碍、食欲下降、乏力等），但大多数人并没有意识到这可能是抑郁症！

抑郁症作为一种常见的精神疾病，可以导致患者出现消极情绪、无助感、自我评价降低等症状。抑郁症可发生在任何年龄段，但以成年人为主，尤其是20~30岁和50~60岁的人群更容易患病。据统计，全球约有3.2亿人患有抑郁症，其中女性患病率略高于男性。由于不同地区和国家的文化、社会经济状况和医疗保健水平等存在差异性，抑郁症的患病率也有所不同。有调查显示，抑郁和焦虑正在全球肆虐。我国抑郁症患者也在逐年增加，抑郁症导致的自杀事件频频发生。循证医学证实，抑郁症患者在接受规范的药物治疗后，50%以上的患者可以痊愈且终生不复发，70%~80%的抑郁症患者经过治疗后可以得到有效缓解。但在我国，对抑郁症的诊断、治疗和康复存在一定的局限，社会公众对精神心理疾病认识普遍不足，许多人存有病耻感或误解（他们单纯认为抑郁症是性格问题，通过自我调节可以解决），因此很多患者不愿意主动就医。有数据显示，我国抑郁症的识别率小于50%，诊断率不足20%，治疗率则低于8%。我们需要从整个社会层面提高公众对疾病的认知，消除患者的病耻感，了解抑郁的危害以及易患人群，做到早期识别，尽早治疗，及时救治，减少抑郁症造成的社会和家庭负担。

第一节　什么是抑郁

说到抑郁症，我们可能存在这样或那样的误区。有些人认为抑郁症只是情绪低落、心情不好的表现；也有人觉得抑郁症是某些特殊时期的性格改变，例如青春期的孩子出现厌学、不愿与人交流等表现，某些家长会认为是孩子学习压力大或者青春期的正常反应，殊不知孩子已经患有抑郁症。还有些绝经期前后的妇女，出现情绪低落、时常流泪、活动减少，家人觉得是更年期所致从而忽视了对其关心，最终可能出现无法挽回的悲剧；也有些人觉得抑郁症是某些特殊事件下（如亲人去世等）的应激反应，恢复一段时间就会好转。因此，我们首先要明确几个概念：什么是抑郁，什么是抑郁障碍，以及什么是抑郁症。

一、抑郁

抑郁并不等于抑郁障碍。抑郁是表现为情绪低落的一种正常的情绪。情绪是人与生俱来的，通常表现为正面情绪和负面情绪，比如快乐、兴奋、满足、喜爱、骄傲、积极等情绪是正面情绪，悲哀、忧伤、恐惧、愤怒、厌恶、悔恨、羞耻、消极等情绪是负面情绪。不管正面情绪还是负面情绪，都属于正常的情绪。60%~70%的成年人在一生中会经历程度不同的抑郁情绪，但这不等于抑郁症或抑郁障碍。

二、抑郁障碍

抑郁障碍是最常见的精神障碍之一，是一类以情绪或心境低落为主要表现的疾病总称，伴有不同程度的认知和行为改变（包括记忆力减退、注意力不集中、决策能力下降等），可伴有精神病性症状（如幻觉、妄想等）。部分患者存在自伤、自杀行为，甚至因此死亡。抑郁障碍的单次发作至少持续2周，常会反复发作，每次发作大多数可以缓解，部分可有残留症状或转为慢性，造成严重的社会功能损害（需要特别指出的是，在整个临床表现中，需要除外躁狂、轻躁狂发作的临床表现。因为一旦出现上述症状，就应该诊断为双相情感障碍）。抑郁障碍所涵盖的范畴涉及较广，在不同的分类诊断体系中有所不同。《国际疾病分类（第10版）》（ICD-10）中抑郁障碍包括抑郁发作、复发性抑郁症、持续性心境障碍、其他心境障碍、未特定的心境障碍。2013年出版的《美国精神障碍诊断与统计手册（第5版）》（DSM-5）中抑郁障碍包括破坏性心境失调障碍、抑郁症、持续性抑郁障碍、经前期烦躁障碍、物质／药物所致的抑郁障碍、由于其他躯体疾病所致的抑郁障碍、其他特定的抑郁障碍等亚型。

三、抑郁症

抑郁症是抑郁障碍的一种类型，也是最常见的抑郁障碍。以显著而持久的心境低落为主要临床特征，表现为明显的心情低落，时间超过2周，伴有相应的思维和行为改变，且反复发作，间歇期举止正常，不残留人格缺陷，虽多次发作，但不会导致精神衰退。

抑郁症包括原发性抑郁症和继发性抑郁症。原发性抑郁症是指以往无其他精神疾病或躯体疾病，其中每次发作均为抑郁者，也叫作单相抑郁症。继发性抑郁症则是因脑和躯体疾病、药物因素、酒精滥用、其他心理疾病如精神分裂等所引发的抑郁综合征，以及一些其他辅助检查会有相应的指标改变。除致病原因不同外，继发性抑郁症的患者还可能出现意识障碍、遗忘综合征以及智能障碍等。

在抑郁症患者中，有30%左右的患者对抗抑郁治疗无效，发展为终身患病的可能性更大，并最终可能导致自杀的发生，他们就是"难治性抑郁症"患者。对于"难治性抑郁症"，目前各国学者都接受而且比较认可的前瞻性定义为：在临床研究中，将符合经过采用足量、足疗程的至少2种作用机制不同的抗抑郁药物治疗无效的抑郁症患者，先采用一种已知有效的抗抑郁药在临床研究条件下治疗1个充分的疗程（如6周），如仍无效，方可定义为难治性抑郁症。难治性抑郁症主要包含三种情形：①难处理的抑郁症，往往因抑郁症本身性质或更广泛的医学情况，如精神病性抑郁障碍、快速循环型情感障碍、慢性抑郁症或患者存在人格缺陷基础等造成难治，或缘于医生没有选择合适的药物与治疗措施导致患者无法耐受所产生。②对治疗有阻抗的抑郁症，是目前受到广泛关注的一种情形，指抑郁症患者在接受现有的2种或2种以上不同化学结构的抗抑郁药物足量（如米帕明≥150mg/d）、足疗程（≥6周）治疗仍然无效或收效甚微。③顽固性抑郁症患者对抗抑郁药物治疗无效，或同时存在对抗抑郁药物的耐受性问题。

抑郁症患者常感到无助、无望、自责、自卑等，严重时可能产生自杀的念头，这些负面情绪常影响患者的日常生活，使他们无法正常工作、学习和社交。同时，抑郁症患者可能会出现身体症状，如失眠、食欲不振、体重下降、疲劳等，从而进一步加重病情。此外，抑郁症还会给整个社会带来负面影响。一方面，抑郁症患者往往需要长期治疗，这会给家庭和社会带来经济负担；另一方面，抑郁症患者的工作能力和生产能力可能会下降，导致生产效率的降低。抑郁症患者常失去生活乐趣，感到孤独、沮丧和无助，这会影响他们的社交能力，也会影响他们对社会的态度。由此可见，抑郁症不仅对患者个人的身心健康产生了严重影响，而且还会对整个社会产生一定的负面影响。

第二节　抑郁的临床表现

抑郁症的临床表现可以概括为核心症状、心理学症状以及躯体症状三大类。抑郁症的核心症状包括心境或情绪低落、兴趣缺乏以及兴趣丧失。这些是抑郁的关键症状，诊断抑郁状态时至少应包括此三种症状中的一种。心理学症状又称伴随症状，如焦虑、自责自罪、精神病性症状、认知症状、自杀观念和行为、自知力障碍、精神运动性症状如精神运动性兴奋、精神运动性激越、精神运动性迟滞等。抑郁症最常伴有的心理症状为焦虑、惊恐发作（惊恐发作的患者每次发作会出现胸闷、胸痛、心慌、心动过速等心脏症状或出现气短、憋气等呼吸系统症状以及头痛、晕厥、全身发抖等神经系统症状），其次为强迫症状和疑病症状。此外，人格解体（患者感觉自己身体不真实，表现为失去对身体的拥有感、支配感，感觉做出的动作是身体自发完成的，不能控制自己说话或活动）、现实解体（患者会感觉外部环境不真实，感觉自己像喝醉了，或是在梦里，或是处于一个异常的时空里）、癔症样症状也较为常见。躯体症状又称生物学症状，包括睡眠紊乱、乏力或精力减退、食欲下降、性功能减退、体重下降、便秘、全身疼痛不适等非特异性躯体症状。为了方便记忆，我们可以将以上症状概括为"三低、四自、五征"以及非特异性症状。

一、三低

"三低"症状分别为情绪低落、思维迟钝和动作减少。

（1）情绪低落：这是抑郁症的核心症状，表现为感觉不愉快、悲伤、无望等。即使患者否认有抑郁，旁观者往往也能从患者的表情和行为等方面发现患者的低落情绪。

（2）思维迟钝：患者感觉自己的思维反应变慢、脑子迟钝了，觉得脑子像是锈住了，开动不起来，学习或工作的效率明显下降；与抑郁症患者交谈时患者往往表现为语速慢、语音低、语量少，应答迟钝，或简单地回答"不知道""没有想"。但患者有时对与抑郁情绪相关的想法却不一定迟钝，例如听到别人哭，会马上说"这是我的错误引起的"。想要自杀的患者也会有周密的计划，并能抓住时机行动，因此在这方面也并不迟钝。

（3）动作减少：主要是指动作尤其手势动作减少，行动缓慢；少数抑郁状态严重者，可缄默不语、不食不动、卧床不起，称抑郁性木僵状态。但有自杀观念的患者在采取行动时却可能出人意料地快。

以上这三种症状是典型的重度抑郁症的症状，但并不是所有的抑郁症患者都表现"三低"症状。

二、四自

抑郁症的"四自"是指自卑、自责、自罪、自杀。

（1）自卑：抑郁症患者常低估自己的能力，觉得自己各方面不如人，对自己的能力、品质评价过低，同时可伴有一些特殊的情绪体现，诸如害羞、不安、内疚、忧郁、失望等，这就是所谓的自卑表现。

（2）自责：抑郁症患者时常会很自责，对自己微不足道的过错加以夸大，认为自己的一些作为会让别人感到失望，自己的患病会给家庭、社会带来巨大的负担。

（3）自罪：自责严重时患者会对自己的过失达到妄想的程度，而形成自罪感。患者会毫无依据地认为自己犯了严重错误和罪行，给国家和他人造成了不可弥补的损失，可无中生有地历数自己的罪状，或尽力搜集以前所做的不当的小事，夸大成罪，自认为应受到惩罚、应该进监狱，甚至自杀。

（4）自杀：自杀念头会随着症状加重而日趋强烈，患者感到生活是负担，人生不值得留恋，千方百计想了结此生、求得解脱，最终有10%~15%的患者会自杀成功。

三、五征

抑郁症临床表现的特点还可用"五征"来概括，即"忧、虑、变、懒、呆"，一般症状符合得越多，诊断正确率越高。如果这"五征"再加上有顽固性长期失眠，则抑郁症确诊的符合率达到90%以上。

（1）"忧"是指忧郁悲观，意志消沉，无信心和活力，有万念俱灰之感，心情压抑、沮丧、忧愁，有说不完的苦闷。患者有食欲差、消瘦、性欲低下和众多的身体不适感，整天胡思乱想各种苦恼失望的事情，无法排除，会产生强烈的"生不如死"的消极自杀念头和言行。

（2）"虑"表现为多思多虑、焦虑不安、胡思乱想、坐立不宁，或是一筹莫展、常自责且自卑，多数患者如焦虑症，患者躯体及神经系统检查无明显异常。

（3）"变"是指患者常抱怨自己身体不适、乏力酸软、头痛、头重脚轻、睡不好觉、即使在家休息后也不见好转，情绪异常低落，不愿和家人交流，也不出屋，食欲减退。患者患病前后有明显的情绪及性格改变，这也是抑郁症的突出表现之一。得病前后判若两人，体力和脑力大不如以前，亲情也变得很冷淡，家属常抱怨他像变了个人似的。

（4）"懒"是指什么事情都不想干，学习、工作、家务等都不感兴趣了，所有事情能免则免，也懒得外出游玩，终日喜欢坐着发呆或躺在床上。抑郁症患者常可无理由地渐渐变得疲乏无力，自觉懒散无能，甚至连简单的日常生活、工作、学习都懒于应对。这便是抑郁症患者的典型表现之一。

（5）"呆"是指记忆力减退，反应迟钝，不愿意和周围人交流，时常呈现木讷样表现，对于别人的提问经常回答"我不知道""我不会"。这便是抑郁症"呆"的表现，常不一定存在智力问题，只是因患者不想交流，表情木讷而给人一种"呆"的表象。动作减少，行动呆木、被动、思维迟钝、构思困难、记忆力和注意力下降，理解力和脑功能明显减退，此为抑郁症特征表现之一。有人也称之为"假性痴呆"。

如果出现"三低、四自、五征"的典型临床表现，要及时就医，请专业的医生帮忙以确定或排除自己是否患有抑郁症。除上述典型症状外，抑郁症患者也会出现非典型症状，又称非特异性症状。

四、非特异性症状

非特异性症状主要表现为反复或持续出现各种躯体不适和自主神经系统症状，如头疼、头晕、心悸、胸闷、气短、心前区疼痛、四肢麻木和恶心、呕吐、身体任何部位的疼痛、麻木、跳动抽动、尿频、尿急等症状，患者有抑郁情绪，但患者常否认有抑郁症，认为情绪不好是身体不适所致。因此一般不会主动找精神科医生，而是去其他科室反复就诊。躯体检查及辅助检查往往无阳性表现，易误诊为神经症或其他躯体疾病。对症治疗一般无效，在其他科室医师指导下才能到精神科求治，经抗抑郁治疗症状一般都能得到改善，故称之为"隐匿性抑郁症"。

抑郁症的非典型抑郁症状还可表现为反向自主神经系统症状，包括焦虑、恐怖、嗜睡（白天也昏昏欲睡）、贪食导致体重增加等。非典型的抑郁症状在男性和女性之间也可能有明显的不同。男性非常容易生气，经常以酒精、药物滥用掩盖抑郁情绪，除了易怒、酗酒、药瘾之外，有的人会表现为工作狂、一点儿小刺激就抓狂、摔东西、狂赌、冲动行为如开快车，许多家庭暴力问题也与抑郁症有关。

抑郁症也有轻重之分，程度不同，治疗方法以及预后也有所不同。轻度抑郁是指具有至少2条核心症状，再加上至少2条其他症状，且患者的日常工作和社交活动有一定困难，患者的社会功能受到影响。中度抑郁是指具有至少2条典型核心症状，再加上至少3条其他症状，且患者工作、社交或家务活动有相当困难。重度抑郁是指3条核心症状都应存在，并加上至少4条其他症状，其中某些症状应达到严重的程度；症状极为严重或起病非常急骤时，依据不足2周的病程做出诊断也是合理的。

第三节 抑郁的诊断标准

抑郁症发病率高、危害性大，但由于社会公众对其认识不足、存在病耻感等原因，导致其诊断率低，而早期诊断、早期治疗，可以大大减少其严重危害。故提高民众对抑郁症的认识、了解抑郁症的诊断意义深远。目前临床依据的抑郁症的诊断标准有三个常见版本，分别来自《疾病和有关键康问题的国际统计分类（第10版）》（ICD-10，1992）《美国精神障碍诊断统计手册（第5版）》（DSM-5，2013）以及《中国精神障碍分类与诊断标准（第3版）》（CCMD-3）。ICD和DSM这两大诊断系统对抑郁障碍的分类及描述，总体而言非常接近，都将抑郁症作为一个综合征，根据严重程度、病程长短、伴有或不伴有精神病性症状、有无相关原发病因等分为不同亚型。《中国精神障碍分类与诊断标准（第3版）》（CCMD-3），近年在临床上逐渐淡出，但是目前在法医精神病司法鉴定、咨询心理学等领域还在应用，特别是在科普讲座等领域，还有较广的应用市场。本书将三种诊断要点和特点予以介绍。

一、诊断原则

抑郁障碍是一类具有"发作性"特点的精神疾病，诊断时既要评估目前发作的特点，还要评估既往发作的情况。

临床诊断应依据下述原则：①确定目前或最近一次发作的类型，了解目前或最近一次发作的病史，进行详细的精神状况检查。根据获得的资料确定此次发作是否为抑郁发作，并确定亚型。②确定以往有过的发作类型。③根据目前或最近一次发作的类型和以前有过的发作类型，确定疾病的诊断。④抑郁障碍诊断的改变。患者就诊时如果是首次发作，或者只有一种类型的发作，此时很难预测以后是否会再次发作以及发作具体是哪种类型。需要根据患者本次的发作特点适时调整诊断。

二、诊断要点

诊断抑郁症，通常要考虑以下4项要点：

1.了解发病过程及诱发因素

抑郁症发病通常都有一定的社会心理因素，因此在了解病史时要着重了解其发病前的精神刺激因素，以及起病的缓急和持续的时间等，以期找到病因，对症治疗，可以起到事半功倍的作用。

2.确定严重程度

要诊断抑郁症，除了要符合症状标准，还要达到一定严重程度，因此要了解抑郁对其个人及社会生活的影响，明确疾病严重程度，对治疗起到指导性作用。

3.了解有无伴随症状

了解有无惊恐发作、强迫症状或社交恐惧症等，可以明确抑郁症是否与其他心理疾病共病，对鉴别诊断大有裨益。

了解有无不典型症状，如食欲增强、体重增加、睡眠增加、极度无力卧床不起等。部分抑郁症患者表现为不典型症状，尤其是在儿童、青少年患者中多见，需要引起重视。

了解有无精神病性症状等。抑郁症患者尤其是重症抑郁可能伴有精神病性症状如罪恶妄想、躯体疾病妄想、无价值妄想、虚无妄想、灾难妄想等，这些妄想常指向自我，即把责备的矛头指向自己而不是其他人，要了解相关情况以协助诊断。

了解有无自杀念头或计划。了解患者是否存在自杀等危险行为，及时进行危机干预，预防悲剧发生。

4.关注病史

了解抑郁症发作史，既往用药有无疗效。既往是否伴有轻度躁狂史。有无合并青光眼、前列腺增生、心脏病、癫痫等内科疾病，这些疾病可增加某些抗抑郁药的毒性及不良反应。了解既往史还包括是否应用可引起抑郁症的药物，或与抗抑郁药有交互作用的药物等。了解有无抑郁症家族史，用药有无疗效。了解个人生活史，包括酗酒或药物滥用史。

了解以上这些情况，可以减少误诊，提高抑郁症的识别率和合理治疗率。

三、诊断标准

（一）根据DSM-5的诊断标准

DSM-5是《美国精神疾病诊断与统计手册（第5版）》，是临床诊断抑郁症的一种常用标准。有些人可能有双相情感障碍或精神分裂症，这时需要对症状进行进一步的评估。根据DSM-5的诊断标准，抑郁症的诊断需要符合以下标准：

（1）必须符合以下两个核心症状中的至少一个：

a. 持续的抑郁情绪：感到悲伤、沮丧、绝望，或者对几乎所有活动失去兴趣或愉悦感，持续至少两周。

b. 几乎每天出现的持续的、明显的失眠或嗜睡。

（2）必须存在至少5个症状，其中至少包括一个核心症状，这些症状持续至少两周：

a. 明显的体重减轻或增加，或食欲显著减退或增加。

b. 感觉疲劳或丧失体力。

c. 思维和注意力难以集中，决策力下降，记忆力下降。

d. 自我价值感和自尊心下降。

e. 感觉无用、无望、自责或内疚。

f. 明显的焦虑或焦虑不安。

g. 可能存在显著的反复出现的死亡或自杀的念头、计划或行动。

（3）症状不是由其他医学或精神障碍引起的。

（4）症状造成了明显的社交、职业或其他重要领域的功能障碍。

（5）症状不是由药物或药物滥用引起的。

（二）根据ICD-10的诊断标准

ICD-10是世界卫生组织发布的《疾病和有关健康问题的国际统计分类（第10版）》，也是诊断抑郁症的另一种标准。根据ICD-10的诊断标准，抑郁症的诊断需要符合以下标准：

（1）必须存在以下两个核心症状中的至少一个：

a.持续的情绪低落，感到悲伤、沮丧、绝望，或者对几乎所有活动失去兴趣或愉悦感，持续至少两周。

b.明显的精神运动性迟滞或活动增强，持续至少两周。

（2）必须存在以下两个或以上的症状，持续至少两周：

a.明显的体重减轻或增加，或食欲显著减退或增加。

b.明显的失眠或嗜睡。

c.疲劳或丧失体力。

d.思维和注意力难以集中，决策力下降，记忆力下降。

e.自我价值感和自尊心下降。

f.感觉无用、无望、自责或内疚。

g.明显的焦虑或焦虑不安。

h.可能存在显著的反复出现的死亡或自杀的念头、计划或行动。

（3）症状不是由其他医学或精神障碍引起的。

（4）症状造成了明显的社交、职业或其他重要领域的功能障碍。

（5）症状不是由药物或药物滥用引起的。

（三）根据CCMD-3的诊断标准

CCMD-3（《中国精神障碍分类与诊断标准（第3版）》）将抑郁发作定义为以心境低落为主，与其处境不相称。可以从闷闷不乐到悲痛欲绝，甚至发生木僵。严重者可出现幻觉、妄想等精神病性症状。某些病例的焦虑与运动性激越很显著。

（1）症状标准：以心境低落为主，并在以下的9项症状中，至少有4项：①兴趣丧失、无愉快感。②精力减退或疲乏感。③精神运动性迟滞或激越。④自我评价过低、自责，或有内疚感。⑤联想困难或自觉思考能力下降。⑥反复出现想死的念头或有自杀、自伤行为。⑦睡眠障碍，包括失眠、早醒或睡眠过多。⑧食欲降低或体重明显减轻。⑨性欲减退。

（2）严重标准：社会功能受损，给本人造成痛苦或不良后果。

（3）病程标准：①符合症状标准和严重标准至少已持续两周。②可存在某些分裂性症状，但不符合精神分裂症的诊断。若同时符合精神分裂症的症状标准，在精神分裂症状缓解后，满足抑郁发作标准至少两周。

（4）排除标准：排除器质性精神障碍，或精神活性物质和非成瘾物质所致的抑郁。

（5）说明：本抑郁发作标准仅适用于单次发作的诊断。

虽然以上诊断标准已经成为临床医生诊断抑郁症的主要依据，但是这些标准并不能完全覆盖所有的抑郁症症状。因此，还需要进一步探讨和完善。例如，一些新的评估工具，如重度抑郁障碍（MDD）指南是一种基于网络的、互动式的诊断工具，它采用症状自评表格和临床面试等方法来评估抑郁症患者的症状。该工具可以对患者的情况进行详细评估，包括症状的严重程度、症状发生的频率和持续时间、患者的情绪状态和功能能力等方面。这种评估方法可以更准确地评估患者的症状，帮助临床医生更好地制订治疗计划。

（四）其他辅助诊断方法

除了重度抑郁障碍（MDD）指南之外，还有其他一些评估工具和方法被开发出来，以帮助临床医生更好地诊断和评估抑郁症患者的症状。除此之外，还有一些如问卷调查、精神状态检查、生物标志物检查等诊断方法可以辅助抑郁症的诊断。

1.问卷调查

抑郁症问卷调查是一种常见的诊断方法，可以通过询问患者一系列问题来评估其抑郁症状的程度。这种诊断方法通常用于筛查可能患有抑郁症的人群，或在诊断抑郁症时作为辅助工具。常用的抑郁症问卷包括：

（1）简明抑郁量表（9项患者健康问卷抑郁量表，PHQ-9）：是一种9道题的问卷，用于评估抑郁症状的严重程度，包括情绪、睡眠、食欲和注意力等方面。

（2）抑郁自评量表（SDS）：是一种常用的抑郁症评估工具，包含20条题目，能直观反映抑郁患者的主观感受，主要适用于具有抑郁症状的成年人。

（3）简短抑郁症状问卷（BDI）：是一种21道题的问卷，评估抑郁症状的程度，包括对未来的信心、内疚感、自杀倾向等。

这些问卷可以帮助临床医生更准确地评估患者的抑郁症状，但仍需要结合其他临床表现和诊断标准进行综合评估。

2.精神状态检查

由临床医生通过对患者的面部表情、言语、行为、心理反应等进行观察和评估来判断患者是否存在抑郁症状。抑郁症的精神状态检查是一种常见的临床方法，用于评估患者的情绪、思维、行为和生理反应等方面是否存在异常。常用的抑郁症精神状态检查工具包括：

（1）汉密尔顿抑郁量表（Hamilton Depression Scale，HAMD）：是一种评估抑郁症严重程度的标准工具。该量表包括21个项目，评估范围涵盖了患者的情感、身体、认知、睡眠等方面。

（2）蒙特利尔认知评估量表（Montreal Cognitive Assessment，MoCA）：是一种评估认知功能的工具，可用于评估抑郁症患者的注意力、工作记忆、执行功能等认知方面的异常。

（3）精神状态检查表（Mental Status Examination，MSE）：是一种综合性的精神状态评估工具，可用于评估患者的情感、认知、行为和生理反应等方面的异常。

（4）痴呆行为量表（Neuropsychiatric Inventory，NPI）：是一种评估老年痴呆患者行为和情感异常的工具，可用于评估抑郁症患者的不良行为和情感异常。

这些工具都可以通过让患者回答一些问题、进行一些任务或接受一些简单的检查来评估其精神状态。但是，需要注意的是，这些工具只能作为辅助诊断工具，不能代替临床医生的判断和诊断。

3.生物标志物辅助诊断

目前还没有可以作为抑郁症确诊的生物标志物，但是一些生物标志物的研究正在进行中。例如，神经影像学研究发现，抑郁症患者的大脑前额叶皮层和杏仁核的活动水平降低，而杏仁核、海马等部位的体积也发生变化。另外，一些研究发现，患者的血清中的一些生物标志物，如炎症因子、神经营养因子等，也可能与抑郁症的发生和进展有关。但是，这些生物标志物的研究还需要更多的证据来证实其与抑郁症的关联性，并且需要建立可靠的检测方法和标准化的参考值。因此，目前抑郁症的诊断仍主要依靠患者的临床表现和专业医生的评估。需要注意的是，任何一种诊断方法都有其局限性，临床医生应该结合多种诊断方法来全面评估患者的症状和情况，以尽可能准确地诊断抑郁症。

有抑郁症状并不能诊断为抑郁症，一般来说只有抑郁症状达到一定的严重程度和时程，影响其社会功能或给本人造成痛苦的才算病态。这就是诊断抑郁症必须具备的病程标准和严重程度标准，即抑郁症状持续至少两周，以及由此造成患者社会功能受损，或者给患者造成痛苦或不良后果。最后，诊断抑郁症时还要排除许多其他疾病，如脑器质性精神障碍、躯体疾病所致精神障碍、精神活性物质与非依赖性物质所致精神障碍以及精神分裂症等。

四、鉴别诊断

抑郁症需要与继发性抑郁以及一些心理性、精神性疾病相鉴别。在患器质性脑病、严重的躯体疾病、使用某种药物后以及除情感性精神病之外的精神病基础上发生的抑郁症统称继发性抑郁症。根据产生抑郁症状的原发病因，常见的继发性抑郁症包括脑器质性抑郁、躯体疾病伴发抑郁、药源性抑郁等。

（一）脑器质性抑郁

脑动脉硬化、脑变性、脑肿瘤、癫痫等脑器质性疾病，均可伴发抑郁，但大多数程度较轻，多有焦虑、疑虑和神经衰弱症状，病史和检查中有脑器质性病变的表现。脑动脉硬化的患者约有1/3在不同阶段出现抑郁发作，本病初期患者的人格较为完整，智能损害不重，病情呈波动特点，随着病情的发展，在出现抑郁症状的患者中，有5%~10%的患者呈现出比较严重且持久的抑郁状态，并伴有意识混浊、情绪不稳，严重时可有自责、自罪的表现，部分患者有自杀行为。

脑卒中后抑郁临床表现分为两类：一类是轻度抑郁，表现为悲伤、乏力、睡眠障碍、注意力下降、兴趣减退、思虑过度、情绪易激惹等；另一类是重度抑郁，除了上述轻度抑郁症状外，还有紧张焦虑、早醒、兴趣丧失、思维迟缓、食欲减退、体重减轻，有濒死感及自杀意念。自杀企图是脑卒中后抑郁最危险的症状，可出现在脑卒中后的早期或恢复期，应引起高度注意。

癫痫性抑郁可以在癫痫发作的间歇期出现，称间发性抑郁，患者可以在无任何诱因的情况下突然出现抑郁，陷入惆怅，常常伴有苦闷性焦虑。此时患者常有自杀和伤害他人的行为，除持续数十小时的病程外，还可见癫痫的其他表现。在这种心境恶劣的情况下，如有发作性持续饮酒的，称之为间发性酒狂。

帕金森病，发病前可先出现抑郁症状，也可以是同时出现，帕金森病（又称震颤麻痹）所伴发的抑郁表现为苦闷、对前途悲观、易激惹及有自杀意念，焦虑症的发生率也很高，但很少有内疚、自责、失败感及被惩罚感。这类患者有较高的自杀意念，但实际自杀率很低。本类抑郁症可用三环类抗抑郁药治疗，但它可以加重震颤的发生，所以必须加用抗帕金森病药治疗。

（二）躯体疾病伴发抑郁

躯体疾病伴发抑郁常见于内分泌系统疾病、癌症、内脏器官疾病，以及流感、艾滋病、肝炎等疾病。甲状腺功能减退的患者可有继发性抑郁症，患者往往行动迟缓、言语不畅、精力不足等症状较为突出。癌症患者伴发抑郁是常见的，至少有25%的住院癌症患者有抑郁症状。癌症患者具有复杂的心理因素，癌症一经确诊，对个体而言是突然的应激和灾难，对疾病的绝望、疼痛、因长期住院带来的经济问题和家庭矛盾，成为患者在患病后产生抑郁症状的重要原因。需要注意的是，长期抑郁也是导致癌症的重要原因之一。躯体疾病伴发抑郁的共同特点是原发病的症状与体征较为突出。躯体病史和检查资料可以鉴别。

（三）药源性抑郁

利血平作为抗肾上腺素能的降压药，因其可使脑内的单胺类神经递质分泌失衡而导致抑郁的发生，是第一个被发现可以导致抑郁的药物，此后又陆续发现多种精神病药均可引起抑郁，如氯丙嗪、氟哌啶醇、长效氟奋乃静等。此外，甲基多巴、普萘洛尔、口服避孕药、激素、阿的平等也能引起药源性抑郁。精神分裂症患者在治疗过程中出现抑郁症状，有的是由于强效安定剂引起的。这种抑郁状态往往在患者的精神症状有明显的改善时出现，抑郁的特点为极度苦闷、易激惹、睡眠障碍、人格解体和现实解体，常同时伴有自主神经功能障碍。发生抑郁前，常有明显的锥体外系反应，尤以静坐不能多，患者出现情绪不稳、焦虑、恐惧、情绪抑郁、激越，随后出现消极、自伤或自杀；大多数患者诉有严重的内感性不适，这是一种难以描述的体内不舒适的感觉；患者一般能说出他们内心体验；停药后随患者躯体反应减轻，1周后抑郁症状也同时逐渐改善而消失。减少或更换药物、增加抗胆碱能药物后，抑郁症状也可能减轻。

（四）与其他疾病相鉴别

抑郁症除需与继发性抑郁相鉴别外，还需与一些心理性疾病、精神性疾病相鉴别，包括焦虑症、创伤后应激障碍、强迫症、神经衰弱等，将在第二章第三节详细讲述。

第四节　抑郁的危害

抑郁是一种常见而严重的心理健康问题，对个人、家庭和社会都带来严重的危害。很多人对抑郁症不陌生，但抑郁症与一般的"不高兴"有着本质区别，它给患者带来的危害是非常大的，它不仅影响了患者正常生活和工作，还有可能导致家庭的不和谐，情况严重的时候可能会引起家庭破裂或患者自杀的可怕后果。

一、抑郁对个人的危害

（一）对身体健康的影响

抑郁症会对个人的身体健康产生负面影响。抑郁症患者往往伴随着免疫系统受损、心血管疾病、延迟康复和睡眠障碍等问题。长期抑郁可能削弱身体的免疫系统功能，免疫系统的受损使得抑郁患者更易感染和康复时间更长，增加患上感冒、流感等疾病的风险；抑郁与心血管疾病、糖尿病、肥胖等慢性疾病之间存在相关性，患抑郁的人更容易患上这些疾病，使得慢性疾病患病风险增加；抑郁患者还受失眠、焦虑和虚弱等躯体症状的折磨，抑郁症会消耗患者的体能，削弱生活兴趣，感到好像身陷泥潭，寸步难行，干什么事都觉得费劲，甚至本来很容易的事情也不敢去面对，全身的日常节奏会出现紊乱，食欲、活动及睡眠都会变化。睡眠往往受到干扰，精神难以恢复。睡眠质量下降会进一步影响他们的身体健康和整体功能；抑郁可能干扰人体的康复过程，包括手术或创伤后的康复。患者的心理状态可能影响他们对康复计划的积极参与。

（二）对心理健康的影响

抑郁症会对个人的心理健康造成严重的威胁。患者常常处于长期的情绪低落状态，缺乏对生活的兴趣和快乐感。自尊心受损使得抑郁症患者对自己产生负面评价，认为自己无价值、无能力和不值得被爱。此外，思维和注意力问题也导致抑郁症患者难以专注地做出有效决策。

①自尊心下降：抑郁使人对自己产生负面评价，自信心和自尊心受到打击。患者可能觉得自己无能和无价值，导致自我怀疑和自卑。感受力和兴趣损失；抑郁常伴随着丧失兴趣和活力的情况，使患者对平常感兴趣的事物失去兴趣，并且对周围的刺激变得无感。②焦虑和恐惧增加：抑郁和焦虑常常相互关联，他们可能担心未来，担心自己无法应对和摆脱困境，抑郁还增加了患者对恐惧和负面情绪的敏感度。③自杀风险增加：抑郁是自杀的重要风险因素，尤其是当患者感到无助和绝望时，患有抑郁症的人需要得到及时有效的支持和治疗来减少自杀的风险。④思维和注意力问题：抑郁会影响人的思维和注意力。抑郁患者往往出现注意力不集中、决策困难和思维速度减缓等问题，这使得他们在学习、工作和社交中都面临困难。举个例子，一个抑郁症患者可能发现自己难以专注于工作任务，无法做出有效的决策，这对其职业表现和个人生活都带来了负面影响。

（三）对社会功能的影响

因自卑、自责等原因，抑郁患者回避与他人交往，可能导致个人在人际关系中出现紧张和冲突，患者往往难以表达情感并与他人建立和谐的互动。抑郁患者经常感到孤独和与他人脱节，交往减少，关系变得疏远，这更是加深了患者的孤独感。抑郁可能导致工作效率下降、学习成绩下降，对个人职业和学业产生长期的负面影响。

二、抑郁对家庭的危害

（一）家庭关系的破裂

抑郁症会对个人的情绪稳定性产生负面影响，同时也会对家庭关系造成严重冲击。抑郁患者通常情绪低落、易怒和无法控制情绪，这使得他们与家人的相处变得紧张，交流困难。他们可能表现出社交退缩、冷漠或情绪爆发，导致家庭成员之间的矛盾和争吵增加，最终破坏了家庭内部的和谐与稳定。

我们不难想象，抑郁症患者对亲人和朋友的生活质量有多大的影响。其中对家人危害最大的是产后抑郁。每5000名分娩的产妇中大约有4名会患产后抑郁症。产后抑郁症是分娩时身体急剧变化，引发的荷尔蒙及产生化学反应所致。产后抑郁症的症状主要包括：失眠、食欲不振、哭泣不止、疏离感（和婴儿之间）、自卑，尤其是农村妇女生下女婴后，大多受婆婆和丈夫的歧视、痛恨，产生不爱孩子或厌恶孩子的异常心理，更有甚者会自杀。产妇本人和家人往往只会注意到抑郁对自己和家庭的危害，而忽视了给孩子带来的负面影响。研究表明，产后抑郁症的产妇不能正常地和婴儿相处，不能与婴儿建立良好关系，也不能给婴儿带来正常的母爱，给孩子带来诸多的危害。如果已患有产后抑郁症，应该及时治疗，尽早恢复健康，承担为人母的责任，尽可能为孩子创造温馨、良好的环境，帮助孩子健康成长。

（二）家庭成员的心理健康问题

抑郁不仅仅影响患者自身的心理健康，还会对家庭成员的心理健康产生负面影响。抑郁症患者的情绪低落和负面态度可能传染给家庭成员，引起他们的困惑、焦虑和抑郁。跟抑郁症患者在一起生活是很痛苦的事，因为抑郁症患者会影响周围人的生活质量。抑郁的母亲对孩子的成长是极为不利的，而孩子的抑郁也很可能给父母带来抑郁的心境。如果丈夫抑郁了，那么妻子也会受很大影响。长期生活在抑郁症患者的影响下，家庭成员可能感到心力交瘁、压力过大，甚至出现自身的心理健康问题。

三、抑郁对社会的危害

（一）生产力和经济成本

抑郁症对社会的危害主要体现在生产力和经济成本方面。抑郁患者的症状和疾病导致他们在工作中的表现下降，缺乏工作动力和集中力，从而影响工作效率和产出，导致工作能力下降、缺勤增加，从而给社会和经济带来负担。由于抑郁造成的工作时间丧失和生产力下降，每年全球的经济损失高达数十亿美元。

（二）社会关系的紧张

抑郁症患者的情绪低落和社交退缩会对社交关系产生负面影响。他们可能避开社交场合、与人疏远，甚至完全孤立自己。这导致社会成员之间的交流减少、社会支持系统崩溃，进一步加剧了社会关系的紧张与疏离。

（三）教育和职业前景

抑郁症患者终日生活在灰色的世界里，生活失去乐趣，学习和工作效率大大降低，对教育和职业发展造成严重的威胁。他们常常在学习和工作中遭遇困难，表现出注意力不集中、记忆力减退和决策困难。这对学业成绩和职业表现产生了负面影响，限制了个人在教育和职业领域的发展潜力。这也可能导致他们在竞争激烈的就业市场中面临挑战，增加了失业和经济不稳定的风险。

（四）自杀和自伤行为

抑郁症是导致自杀行为的重要风险因素。世界卫生组织的数据显示，全球每年有数十万人因自杀而丧生，其中大部分死者在生前都有抑郁症状。经调查发现，所有自杀者中，多数人患有精神障碍，而且绝大多数自杀者从没进行过任何形式的心理咨询或治疗。另外，我国现有2000多万抑郁症患者，其中15%的人有自杀的倾向，但目前只有5%得到治疗。如果有人表现为心境变化、个性变化、死亡想法、分发重要的个人收藏、生活无价值感、安排后事、哭泣求助等预兆症状，请立即予以注意。

不仅是平凡人，明星亦有多起自杀案例，例如张国荣的自杀。历史上亦不乏这类人，近代有阮玲玉，现代有韩国明星李恩珠。这中间又有多少自杀未遂的人。自杀自伤行为是最常见的抑郁症患者的危险行为。抑郁症患者的这种自杀自伤行为最终还是源于对自我的困惑，无法从郁郁不乐、不能正确评价自己的困扰中解脱出来。抑郁症患者的自杀往往具有隐蔽性、计划性和伪装性。自杀前可能会和家人、朋友谈笑风生，可是很快就会自杀。所以对抑郁症患者一定要提高警惕，别让他们走进自杀的误区。

抑郁症的这种自杀行为源于患者对自己"是个无用的人""是家庭的累赘""活在世上已无价值"的错误认知。自杀不仅对个人造成不可估量的伤害，同时也给整个社会带来巨大的心理冲击和悲痛。随着抑郁症的自杀率在逐年上升，而我们要做的就是保护自我，关爱他人，谨防抑郁症的侵扰。

综上所述，抑郁症对个人、家庭和社会都带来了严重的危害。个人面临着身体和心理健康问题，而家庭会面临关系破裂，家庭成员也可能受到影响。对于社会而言，抑郁症导致了生产力和经济成本的损失，同时加剧了社交关系紧张和自杀率的上升。因此，关注抑郁症的鉴别、预防和治疗，以及建立心理支持体系和提供心理健康服务，以减轻抑郁症对个人、家庭和社会造成的危害至关重要。

第五节　易患抑郁症人群的特点

抑郁症是一种常见的心理障碍，容易患抑郁症的人群具有多样性和复杂性。我们尝试根据不同职业、性格特点、生活习惯以及其他因素，对容易患抑郁症的人群进行分类。

一、不同职业

高压职业人群：包括银行业、金融业、法律行业等高压工作环境下从事的人群。现在随着生活节奏的逐渐加快，生活压力也在不断地变大，这些人承受着巨大的工作压力、时间压力和竞争压力，有些人会把它转化为动力，克服困难，但有些人却觉得这是束缚，给自己的心理造成极大的负担，使他们变得越来越不自信。在工作时间不稳定，熬夜也成为常态的时候，就容易渐渐陷入抑郁的阴影中。长期处于高度紧张和焦虑状态，易患抑郁症。

医护人员：医护人员在普通人的眼里是救死扶伤的天使，许多可怕的病，到了医生手上，经过医生的一番努力就转危为安了。在普通人的眼里医生就是健康的代表，但一个残酷的事实告诉我们：医护人员是患抑郁症高危人群。医生、护士等医疗工作者常面对病患的痛苦与死亡，承担着接近或者超过体力及精神承受能力的繁重的工作压力，工作压力巨大，工作强度高，加之医患关系等问题对每一个医生都是一种长期的精神压力，容易导致情绪疲惫和抑郁情绪。此外，长时间工作导致工作和家庭无法兼顾，这种工作和家庭的矛盾使得医生们更为倦怠，甚至产生离婚的念头，造成巨大的精神压力。

文化创意产业从业者：艺术家、作家、演员等创意产业的从业者常常需要应对创造性的挑战，他们需要独立思考和创新，处理艺术创作、应对文化领域和传媒等方面的挑战和竞争，常经历创作困难、项目失败、批评压力等，这种工作压力可能会增加心理疲劳、自我怀疑和焦虑的风险，并导致抑郁。

全职太太人群：告别压力巨大的职场，回家当全职太太，安安心心相夫教子，这是不少职业女性的梦想。然而，全职太太应对逆境的能力远不如职业女性，更容易患上抑郁症，年龄多在25~40岁。"每天待在房间里，不知所措，有时还会出现幻觉，莫名其妙开始失眠、头疼，变得越来越易怒""我真的没啥可操心的事情，可就是觉得人生无趣"，由于缺乏和外界及时沟通，心理负担加重，便患上抑郁症。"全职太太"也要保持良好心态，合理安排时间，有选择地参加一些亲朋好友的聚会或社区活动，及时和外界沟通，让心情放松。

孕产期妇女：孕期妇女在怀孕期间体内激素水平的显著变化，可以影响大脑中调节情绪的神经传递素的变化。激素的变化使她们比以往更容易感觉焦虑，因此，当产妇开始感觉比以往更易焦虑和抑郁时，应注意提醒自己，这些都是怀孕期间的正常反应，以免为此陷入痛苦和失望的情绪中不能自拔。分娩后，产妇的体内激素会发生大幅度的改变，怀孕期间，女性雌激素和黄体酮增长10倍，而分娩后，激素水平迅速降低，在72h内又迅速达到以前的水平，激素水平的这种剧烈变化，通常会导致产妇出现抑郁的症状，所以一般而言，几乎每个产妇都会在产后一到两周内出现不同程度的抑郁，这时的她，敏感、易哭，情绪波动大。此外，产妇需要得到更多的帮助，包括精神和物质的支持，由于生活压力比较大，产妇会担心无法将孩子照顾好，更容易患上产后抑郁症。重男轻女等性别观念也会成为产妇心情抑郁的因素。

二、不同性格特点

情绪不稳定的人：这些人情绪波动大，容易受到负面情绪的影响，过度敏感，对生活中的挫折和困难反应强烈，易患抑郁症。容易动怒和激动是一种痛苦和压抑的释放，有时是一种寻求帮助的呼叫。本质上仍然是情绪低落，同时反映了抑郁患者对现实的不满以及力求摆脱的心态，有时也是一种对抑郁情绪的掩饰。例如一向脾气温和者给人的感觉是变了一个人，容易动怒，芝麻小事可大发雷霆，觉得眼前的一切都不顺眼，作为同事和家人不能理解，造成人际关系的冲突。如果我们能够心平气和地、慢慢地和患者交谈，就会发现他们的内心是痛苦的，情感的"底色"是灰暗的，而且这种底色影响着这幅"油画"——精神活动的每一个"画面"。通常它们还伴有一些其他的症状，如自主神经功能紊乱、进食减少、睡眠障碍、性功能减退、精力不济等抑郁症的常见表现。

自卑和消极的人：这些人常持有消极的自我观念和负面的思维方式，对自己的能力和价值产生怀疑，容易患上自卑和抑郁。自卑是指个人体验到自己的缺点、无能或低劣而产生的消极心态。这种自卑往往源于个体有意识或无意识的比较，跟他人的比较，产生比不上、比较差的情绪体验。自卑是一种正常的心理现象，因为每个人都希望成为更好的自己或获得更高的成就。只是强烈且持续的自卑会转变成自卑情结，让个体对自我价值产生怀疑或否定，久而久之，这种自我怀疑或自我否定会伴随有焦虑、抑郁等负面情绪。

过度担忧的人：过度担心、焦虑和紧张的人，常处于紧张的情绪状态，总是会莫名其妙地担心一些事情，并因此坐立不安、注意力无法集中，遇到问题紧张不安、恐惧，长时间处于这种消极情绪的状态中就会变得越来越敏感，对周围的环境感到恐惧、不安，难以放松，并多伴有失眠、易醒等睡眠障碍，进而情绪变得不稳定，最终导致焦虑性、抑郁症的发生。

完美主义者：完美主义者通常为自己设定高标准，而且具有对自己的表现进行批判性自我评价的人格特质倾向。因而完美主义者往往与多种心理问题有关，抑郁是其中最普遍的问题。完美主义者往往把微不足道的消极反馈当成是现实自我与理想自我之间的差距，把对自我的不满意看成是完美主义倾向的关键部分。当完美主义者不能很好地处理压力时，就容易产生不良认知，追求完美和不断比较自己与他人时，容易陷入自我压力和抑郁情绪，从而导致心理问题的出现。

三、不良生活习惯

社交孤立：对于缺乏社交支持和人际关系较少的人来说，他们可能感到孤独和失落，缺乏情感支持和安慰，久而久之，在这种状态下，"就像活成了一座孤岛"，人在长时间"自我孤立"的状态下，很容易变得情绪消极，进而产生抑郁。

长期睡眠不足：失眠会给一个人的生活带来很多不便，诸如第二天工作无精打采，开车容易出交通事故，睡眠不足会影响身体和心理的健康，长期睡眠不足可能导致抑郁症的发生和加重。而且在失眠症和抑郁症之间，可能有着共同的发病基础或机制。虽然目前还无法准确地揭示它们，但大多数研究者认为，它们共同的病理基础都在下丘脑和垂体，是人体重要的神经内分泌调节机制某一环节出了问题。因此积极治疗长期睡眠不足人群可以减少发生抑郁症的人数。

不规律的饮食习惯：不均衡饮食、营养不良等均可能对心理健康产生负面影响。压力和焦虑不仅与你吃的东西有关，也与你吃饭的方式有很大关系，尤其是现在生活节奏很快，许多人根本没有足够的时间"好好吃饭"，不健康的饮食习惯，会增加肠道内炎症因子的滋生，这正是诱发抑郁的关键原因。不规律的饮食会导致身体缺乏必要的营养，例如，缺乏B族维生素、维生素C、锌等，就会影响脑部的神经传导和神经递质的正常运转，导致情绪低落、易怒、注意力不集中等问题，从而导致身体和心理的不适，甚至导致情绪低落和抑郁。因此，我们必须注意保持饮食的规律，特别是要保证三餐的正常摄入，不得忽略任何一餐的重要性。

缺乏体育锻炼：缺乏体育锻炼会导致身体功能下降和情绪波动，增加抑郁症的风险。体育锻炼可以通过释放内啡肽来缓解抑郁和焦虑的症状，这种激素可以帮助人们减轻压力，提升情绪。

长期吸烟：长期吸烟的人比不吸烟的人患抑郁症的概率大，而且吸烟的人戒烟后短期之内患抑郁症的概率也会增加，但戒烟后长期不再吸烟的人与从不吸烟的人相比患抑郁症的危险不会增加。

四、其他因素

创伤经历：曾经经历过身体或心理上的创伤（如虐待、性侵等）的人更容易在之后的生活中出现抑郁症状。

家庭环境：不稳定的家庭环境、缺乏亲密关系、家庭暴力等因素可能对个体心理健康产生不良影响。

慢性疾病或疼痛：患有慢性疾病或长期疼痛的人可能感到身体和心理上的疲劳，易患抑郁症。长期被疼痛折磨的人，比较容易出现负面消极情绪，很容易引发抑郁。假如你已经有一些腰疼、腿疼、关节疼痛等问题，要注意多做放松运动，放松肌肉，以缓解压力，尽可能在假期放松自己，调整自己。

综上所述，根据职业、性格特点、生活习惯和其他因素，可以将容易患抑郁症的人群进行总结。高压职业人群、医护人员由于工作或创作环境的特殊性易受抑郁症影响。情绪不稳定、自卑和消极、过度担忧以及完美主义者由于其特定的性格特点易患抑郁症。不良的生活习惯，如睡眠不足、不规律的饮食和缺乏体育锻炼，也增加了抑郁症的风险。此外，创伤经历、不稳定的家庭环境和慢性疾病或疼痛等因素也可能导致人们易患抑郁症。在识别和处理抑郁症时，需要全面考虑个体的特点和背景，并制定相应的治疗和支持方案。同时，提高公众对抑郁症的认知和理解，并加强心理健康的宣传和教育，对于降低抑郁症发病率和提供有效支持至关重要。

第二章 识别抑郁

第一节 如何识别及正确认识抑郁

在生活里，人们遇到精神压力、生活挫折、痛苦境遇或生老病死等情况时，通常都会有悲伤、烦恼、心情不好等情绪反应，但这并不意味着就患上了抑郁症。如正常人在季节变化时也可能会出现情绪波动；女性随着月经周期的变化，情绪也会发生改变；在一日之中，由于体内激素水平的波动，上午和下午的情绪可能都不尽相同；还有，处于更年期的女性、男性也经常表现情绪不稳，这些都可能是正常生理现象导致的情绪变化，通常持续时间较短，在环境或生理条件改变后很快就会恢复，但如果以上情况持续出现超过两周，并且严重影响工作、学习和生活，就要考虑是否患上了抑郁症。抑郁症本身并不可怕，只要能够做到早发现、早治疗，就有可能完全恢复正常。

但目前由于人们对抑郁症的认识不足，有些人过度紧张，常"对号入座"，把正常的情绪反应也看作抑郁症，使自己陷入恐惧和不安之中；有些人则忽略了抑郁症的早期症状，或者有部分患者临床症状不典型，导致抑郁症就诊率低、识别率低，从而失去了治疗的最佳时机。因此，尽可能及早地发现抑郁，正确认识并及时地干预治疗，无疑会更有效地减轻或缓解病症，降低其发病的频率，减少其造成的心理社会性不良后果。

一、早期识别抑郁

对于抑郁症提倡早期发现、早期治疗。临床上抑郁症的诊断主要借助量表评估。抑郁症的评定量表按照评定人员的种类可以分为他评量表和自评量表。他评量表是需要经过专门培训的研究人员来进行操作，而自评量表则可以由普通人进行自我评定，实施方便，可以说，自评量表是早期识别抑郁的重要手段，但需要注意的是，自评量表的评估结果不能作为诊断依据，还要根据心理科医生的精神检查结合临床诊断标准加以确诊。下面将介绍3种常用的抑郁自评量表，如果怀疑自己或身边的亲友有抑郁倾向，不妨做个自我测评量表，初步自我评定一下，如果测评结果有问题，一定要尽早去专科门诊就诊。

（一）PHQ-9抑郁症筛查量表（Patient Health Questionnaire-9，PHQ-9）

PHQ-9抑郁症筛查量表是基于DSM-IV（美国精神病学会制定的《精神疾病的诊断和统计手册》）诊断标准的9个条目，是一个简便有效的抑郁障碍自评量表，在辅助诊断抑郁症和症状严重程度评估方面，均具有良好的信度和效度，根据近两周的情况回答本问卷，每题答案从左往右依次为"没有""有几天""一半以上时间""几乎每天"。对应选项的分数依次为：0，1，2，3，每题相加，得到最终的分数。该问卷在美国及加拿大应用较多（表2-1）。具体评定方法如下：

表2-1　PHQ-9抑郁症筛查量表　　　　　　　　（分）

序号	问题	没有	有几天	一半以上时间	几乎每天
1	做事时提不起劲或没有兴趣	0	1	2	3
2	感到心情低落、沮丧或绝望	0	1	2	3
3	入睡困难、睡不安稳或睡眠过多	0	1	2	3
4	感觉疲倦或没有活力	0	1	2	3
5	食欲不振或吃太多	0	1	2	3
6	觉得自己很糟，或觉得自己很失败，或让自己或家人失望	0	1	2	3
7	对事物专注有困难，例如阅读报纸或看电视时不能集中注意力	0	1	2	3

续表

序号	问题	没有	有几天	一半以上时间	几乎每天
8	动作或说话速度缓慢到别人已经觉察？或正好相反，烦躁或坐立不安、动来动去的情况更甚于平常	0	1	2	3
9	有不如死掉或用某种方式伤害自己的念头	0	1	2	3

【评分规则】

总分0~27分。0~4分：没有抑郁；5~9分：可能轻微抑郁；10~14分：可能有中度抑郁；15~19分：可能有中重度抑郁；20~27分：可能有重度抑郁。

中度及以上抑郁建议咨询专业心理医生或精神科医生，进行积极干预。

本量表中条目1和条目4代表着抑郁的核心症状，条目9代表有自伤意念。因此，若条目1、条目4、条目9中，任何一题得分大于1分（即选择2、3），都需要重点关注，应进行专业咨询。

（二）抑郁自评量表（Self-rating Depression Scale，SDS）

抑郁自评量表由美国医师曾氏（Zung 1965）编制，是在心理科和医学界使用最广泛的抑郁症测量工具之一。它计分简单，简便易行。它含有20条题目，按症状本身出现的程度分为4级评分。其特点是使用简便，并能相当直观地反映抑郁患者的主观感受，主要适用于具有抑郁症状的成年人。这个量表的题目是平衡的，一半题目表现消极症状，另一半题目反映积极症状，很容易评分，也可以作为临床检查量表使用。只是对严重迟缓症状的抑郁评定有些困难，同时，对于文化程度较低或智力水平稍差的人使用效果欠佳。

自评者可根据最近1周的实际情况，分别做出偶尔有、很少时间有、大部分时间有或全部时间都有的选择（表2-2）。具体评定方法如下：

表2-2 抑郁自评量表 （分）

序号	问题	偶或无	有时	经常	持续
1	我感到情绪沮丧、郁闷	1	2	3	4
2	我感到早晨心情最好	4	3	2	1
3	我要哭或想哭	1	2	3	4
4	我夜间睡眠不好	1	2	3	4
5	我吃饭像平时一样多	4	3	2	1
6	我与异性密切接触时和以往一样感到愉快	4	3	2	1
7	我感到体重减轻	1	2	3	4
8	我为便秘烦恼	1	2	3	4
9	我的心跳比平时快	1	2	3	4
10	我无故感到疲劳	1	2	3	4
11	我的头脑像往常一样清楚	4	3	2	1
12	我做事情像平时一样不感到困难	4	3	2	1
13	我坐卧不安，难以保持平静	1	2	3	4
14	我对未来感到有希望	4	3	2	1
15	我比平时更容易激怒	1	2	3	4
16	我觉得决定什么事很容易	4	3	2	1
17	我感到自己是有用和不可缺少的人	4	3	2	1
18	我的生活很有意义	4	3	2	1
19	假若我死了，别人会过得更好	1	2	3	4
20	我仍旧喜爱自己平时喜爱的东西	4	3	2	1
	合计				

【评分规则】

主要统计指标为总分。把 20 题的得分相加为总粗分，粗分乘以1.25，四舍五入取整数，即得到标准分。

按照中国常模结果，SDS 标准分的正常上限参考值为 53 分，其中标准总分 53 ~ 62 分为轻度抑郁；63 ~ 72 分为中度抑郁；72 分以上为重度抑郁。中度及以上抑郁症状建议咨询专业心理医生或精神科医生，进行积极干预。

（三）贝克抑郁自评量表（Beck Depression Inventory，BDI-2）

该量表由美国心理学家艾伦·贝克于20世纪60年代首次编制，因其对抑郁的严重程度评估具有较高的灵敏度，而被广泛使用。该量表共21组项目，每组有4句陈述，每句之前标有等级分，自评者可根据最近1周（包括今天）的感觉，从每一组中选择一条最适合您情况的项目，且每组只能选择一个答案。如果一组中有两条以上适合您，请选择最严重的一条（表2-3）。具体评定方法如下：

表2-3　贝克抑郁自评量表　　　　　　　　　（分）

1	0= 我不感到悲伤。 1= 很多时候我都感到悲伤。 2= 我始终悲伤，不能自制。 3= 我太悲伤或太难过，不堪忍受。
2	0= 我对将来并没有失去信心。 1= 比起以往，对未来我更感到心灰意冷。 2= 我感到前景黯淡。 3= 我觉得将来毫无希望，而且会变得更糟。
3	0= 我不觉得自己是失败者。 1= 我觉得比一般人失败要多些。 2= 回首往事，我看到的是很多次失败。 3= 我觉得我是一个完全失败的人。
4	0= 我和过去一样，能从喜欢的事情中得到很多满足。 1= 我不能像过去一样从喜欢的事情中感受到乐趣。 2= 我从过去喜欢的事情中得到的快乐很少。 3= 我完全不能从过去喜欢的事情中获得快乐。
5	0= 我不感到有内疚感。 1= 我在相当的时间里感到有内疚感。 2= 我在大部分时间里觉得有内疚感。 3= 我在任何时候都觉得有内疚感。
6	0= 我没有觉得自己在受到惩罚。 1= 我觉得可能会受到惩罚。 2= 我预料将受到惩罚。 3= 我觉得正在受到惩罚。

7	0= 我对自己的感觉和过去一样。
	1= 我对自己丧失了信心。
	2= 我对自己感到失望。
	3= 我讨厌自己。
8	0= 与过去相比，我没有更多地责备或批评自己。
	1= 我比过去责备或批评自己更多。
	2= 只要我有过失，我就责备自己。
	3= 只要发生不好的事情，我就责备自己。
9	0= 我没有任何自杀的想法。
	1= 我有自杀想法，但我不会去做。
	2= 我想自杀。
	3= 如果有机会我就自杀。
10	0= 和过去相比，我哭的次数并没有增加。
	1= 我比往常哭得多。
	2= 任何小事，都会让我哭。
	3= 我想哭，但哭不出来。
11	0= 我现在没有比过去更加烦躁。
	1= 我比过去更容易烦躁。
	2= 我非常烦躁或不安，难以保持安静。
	3= 我非常烦躁或不安，必须不停走动或做事情。
12	0= 我对其他人或活动没有失去兴趣。
	1= 和过去相比，我对其他人或事的兴趣减少了。
	2= 我失去了对其他人或事的大部分兴趣。
	3= 任何事情都很难引起我的兴趣。
13	0= 我现在能和过去一样做决定。
	1= 我现在做决定比以前困难。
	2= 我做决定比以前困难了很多。
	3= 我做任何决定都很困难。
14	0= 我不觉得自己没有价值。
	1= 我觉得自己不如过去有价值或有用了。
	2= 我觉得自己不如别人有价值。
	3= 我觉得自己毫无价值。
15	0= 我和过去一样有精力。
	1= 我不如从前有精力。
	2= 我没有精力做很多事情。
	3= 我做任何事情都没有足够的精力。
16	0= 我没觉得睡眠有任何变化。
	1= 我的睡眠比过去略少，或略多。
	2= 我的睡眠比以前少了很多，或多了很多。
	3= 我根本无法睡觉，或一直想睡觉。

续表

17	0= 我并不比过去容易发火。
	1= 相比过去，我更容易发火。
	2= 相比过去，我非常容易发火。
	3= 我现在随时都很容易发火。
18	0= 我的食欲没有什么变化。
	1= 我的食欲比过去略差，或略好。
	2= 我目前的食欲比过去得多了，或好了很多。
	3= 我完全没有食欲，或总是非常渴望吃东西。
19	0= 我和过去一样可以集中精神。
	1= 我无法像过去一样集中精神。
	2= 任何事都很难让我长时间集中精神。
	3= 任何事都无法让我集中精神。
20	0= 我没觉得比过去更累或乏力。
	1= 我比过去更容易累或乏力。
	2= 因为太累或太乏力，许多过去常做的事情不能做了。
	3= 因为太累或太乏力，大部分过去常做的事情不能做了。
21	0= 我没有发现自己对性的兴趣最近有什么变化。
	1= 我对性的兴趣比过去少了。
	2= 我现在对性的兴趣少多了。
	3= 我对性的兴趣已经完全丧失。

【评分规则】

主要统计指标为总分。把 21组项目的得分相加便得到总分。本量表的评分标准如下：总分1~10分，正常；总分11~16分，轻度情绪紊乱；总分17~20分，临床临界抑郁；总分21~30分，中度抑郁；总分31~40分，严重抑郁；总分≥41分，极端抑郁。中度及以上抑郁建议咨询专业心理医生或精神科医生，进行积极干预。

目前抑郁自评量表有多种，通过自我评价，可以让医生了解患者的情绪状态，其特点是使用简便，并能直观反映患者的主观感受及其在治疗中的变化。但是由于抑郁症临床表现形式的多样性，以及缺乏特异性的诊断生物标志物，目前抑郁症的准确诊断是需要全面、客观、可靠地收集患者的病史资料，并进行周密细致的精神检查，普通人是不能通过自评量表来诊断自己是否患有抑郁症。因此，仅根据评定表的评定结果是不能确诊抑郁症的。评定得分只能作为参考，切勿因为得分高就妄下结论，认为自己患了抑郁症。这是因为症状的轻重程度、出现频率等，均与自评者的判断方法相关，本人的性格、思维方式、理解能力、所处环境、当时状态（睡眠不足、过度疲劳等）等都会在一定程度上导致评定结果的误差。此外，睡眠障碍、食欲不振、疲劳感、心悸等症状，在抑郁症以外的疾病中也可出现。需要注意的是，在使用自评量表前，应弄明白整个量表的填写方法，充分理解每个问题的含义，然后做出独立的、不受任何人影响的自我评定，也可以在医疗机构工作人员的协助下进行。

总之，自评量表只能用作诊断抑郁症的参考和辅助工具，其结果不能作为临床诊断的直接标准，最终的诊断还需要专科医生面对面访谈评估，根据就诊者的症状、思维方式等综合判断，才能做出最后诊断。

二、正确认识抑郁

抑郁症的发病率逐年上升，为个人、家庭乃至社会带来了巨大的危害和负担，绝不能掉以轻心。要知道的是，抑郁症并不是简单的"思想问题"，只有自我正确认识抑郁，社会成员抛弃歧视态度，热情帮助和关怀抑郁症患者，医务人员更多地熟悉抑郁症的表现，才能及早发现抑郁倾向，及时进行系统诊治，患者才能够早日康复。

（一）正视抑郁，坦然面对

美国的一项研究提示，约20%的人在一生中会经历一次抑郁发作。著名心理学家马丁·塞利把抑郁症比作"心灵感冒"，也说明抑郁症像感冒一样，都是一种极为普通的疾病。但是很多人依然害怕抑郁，他们内心感到恐惧的外在表现就是回避。很多抑郁者对此有羞耻感，认为自己见不得人或低人一等；或者认为只有懦弱的人才会得这种病，对此怀有抵触心理而采取回避态度；或者以为自己咬咬牙坚持过去就会有所好转。总之，他们都不愿正视抑郁这一现实，这也导致了他们可能会错失治疗抑郁症的良机。

　　疾病面前人人平等，每个人都有可能遭遇抑郁症，我们应该以一颗平静的心去面对。如情绪抑郁、疲劳感、倦怠感等，这是日常生活中常见的现象，谁都会出现。正因如此不少患者会觉得"自己太懒惰了""只是有点累，没什么"，并未意识到这是疾病造成的。如果得了抑郁症，也千万不要自责，更不要归咎于他人，其原因大部分并不在于我们自身，而是许多因素综合作用的结果。其实抑郁也没有什么大不了的，得了抑郁症并不是一件羞于启齿的事情，别害怕向人倾诉真实感受，相信自己生命的耐性和韧性要比想象的强得多。对于抑郁症其实没有必要讳疾忌医，不妨正视抑郁症，认识到它的产生很自然，并且抓住治疗的最佳时机，以免拖延而加重病情。

　　抑郁症其实是一种常见疾病，既然我们能够平静地面对感冒，为什么不能坦然地告诉别人我们得了"心灵感冒"，这仅是一个观念问题。如果患者和家属能够消除抵触心理，采用积极的态度坦然面对现实，主动求医，很大程度上能够让患者从一开始就得到明确的诊断、及时的治疗，这样会有更多的抑郁症患者可以完全走出抑郁困境，重新享受正常人的生活，做一个社会功能健全的人。

　　（二）坚信抑郁是可以治愈的

　　患者想尽快治愈疾病的心情完全可以理解，但抑郁症的治疗是需要一定时间的，有的人甚至需要几年时间。有的患者会因此丧失信心，认为治不好了，感觉自己就像进入了一个又黑又长、看不见出口的隧道，但其实隧道是有尽头的，前面就是光明。

　　而且抑郁症的康复过程很少是直线上升式的，对于绝大多数人来说，这是一条崎岖起伏的道路。在治疗过程中，病情可能会有反复，患者可能会有总是治不好的感觉。其实，只要让大脑内神经递质的功能得到改善，调整恢复身心的平衡，抑郁症状就能改善。在身心完全恢复健康之前，坚信抑郁是可以治愈的，切勿灰心、着急，要耐心地接受治疗。

患者都很关心抑郁症的治愈问题，因为有的患者对抑郁存在着恐惧，更有甚者企图以自杀来摆脱痛苦。其实这是一种冲动和不理性的想法。被治愈过的患者想起自己以前的种种想法，很多人都觉得不可思议，甚至觉得可笑。许多路只有自己走过了，才会知道路上会有什么，没走之前为什么要去恐惧或害怕前方的艰难呢？所以，抑郁症患者应告诉自己，心灵感冒了，有点不舒服，只要吃些药或改变自己的心理态度就会变好的，这是一种心理暗示，也是一种积极的心理疗法。

（三）正确对待抑郁症患者

患上抑郁症的人可能很容易会被认为是"思想问题，想开了就好了"而不被重视，或者家属对疾病抱以偏见而未能让患者到心理科就诊，而致患者得不到及时有效的治疗，患者只好继续忍受疾病痛苦。有的家属也有可能误认为患者是"闹情绪""想不通""有思想负担"，虽然让患者接受了治疗，但不给予应有的理解和情感支持，这样只会对患者造成更大的心理压力，使病情进一步恶化。既然抑郁症是一种疾病，是无法靠"意志"或"思想"来解决的，就像我们不能要求发热的患者通过做思想工作让体温降下来一样，那就应该及早就诊，求助于专业医生，进行系统治疗，才能早日康复。

抑郁症患者的心理往往比较脆弱、敏感、多疑，更需要家人朋友善意地对待，他们需要更多的关心。假如你身边有人陷入抑郁的烦恼，请别吝啬你的关爱，虽然抑郁者的情感通道可能是"堵塞"的，但仍然不要吝啬爱的表达。哪怕是一句平常的问候，至少会让他们知道自己不是在孤军奋战；由于抑郁症患者常缺乏自信、悲观甚至绝望，家属应多与患者交谈，随时掌握其思想动态，经常给予帮助和鼓励，帮他们树立信心，严防抑郁症患者发生自杀、自伤等行为。生活中要尽可能地保护他们，因为其他人如果不了解情况，就有可能会对抑郁者持批评和歧视的态度，这对他们来说无疑又增加了一种伤害；尽量不要让抑郁者置身于人多喧哗的社交场合，也不要频繁邀请朋友或亲戚来家里做客，建议给抑郁者一个清静的环境进行休养，可以陪伴他们散步、野餐等；注意调理饮食，保证充足的睡眠，鉴于抑郁者常有睡眠障碍，所以在夜间尽量不要吵醒他们，这样可以保证他们的睡眠质量，以免使得他们因缺乏休息而加深抑郁；应鼓励他们多活动，可做一些力所能及的劳作和参加轻松愉快的活动，如听音乐、下棋、跳舞、养鸟、养鱼等；鼓励患者回到亲朋好友的社交圈子中，接受他人快乐的感染，获取社会支持的力量。

除了家人朋友对抑郁症患者的关心，医护人员和家属与患者共同构建治疗联盟对于患者的治疗康复也是意义重大的，不仅可以使患者及家属对抑郁症的疾病知识有更加深入的了解，使医患关系更加紧密，更重要的是还可以大大提高患者治疗的依从性，及时了解治疗的不良反应，改善近期疗效和远期疗效。

第二节　特殊人群抑郁的特点

每个人都可能患上抑郁，人所处的环境不同，对于其所带来的应激事件也不尽相同，亲人去世、婚姻破裂、父母离异、工作不顺利、退休、欠债、长期患病等，都会给人带来心理压力。由于受到社会因素、环境因素以及生物学因素的影响，一些特殊的人群可能相较于普通人群更易患抑郁症，比如孕产期女性、儿童青少年人群和老年人群等，因其抑郁的临床表现各具特点，药物治疗及影响因素亦不同，是目前医学界关注的热点。

女性抑郁症患病率通常是男性的两倍，多表现为躯体不适、焦虑、紧张、自责、惊恐、进食障碍等，女性较男性更易患抑郁症，且大都与生殖周期相关，如经前期、妊娠期、产后以及围绝经期等；儿童青少年抑郁症有患病率上升且发病年龄更低的趋势，如父母离异、学校霸凌事件等负性生活事件在从童年到成年的抑郁症发病过程中起到重要作用，负性的认知方式与应激相互作用可以预测临床青少年抑郁症的产生；老年期抑郁症则有其独特的临床特征，如精神运动性迟滞，情感淡漠，自知力缺失，高发躯体疾病共病，行为异常及突出的认知缺陷等。对于特殊人群抑郁症来说最重要的一点是，对这些特殊人群需要早期识别，能够及早带他们去就诊，让他们及时得到更好的救助和帮助，最大限度地改善预后。本节将据此主要讲述孕产期女性、儿童青少年和老年人这些特殊人群抑郁症的影响因素、临床表现及对策。

一、孕产期女性

很多女性在孕产期变得抑郁是不容忽视的事实，但是长期以来，由于对其认识不足，人们往往会忽略女性在孕期、产后陷入抑郁的痛苦。这也使得很多女性在孕产期处于孤立无援的境地，反而加重了抑郁，甚至酿成悲剧。2014年11月由我国妇产科专家组制定的《产后抑郁障碍防治指南的专家共识（基于产科和社区医生）》中提出：导致孕产期女性抑郁症发生的危险因素涵盖生物、心理、社会等多方面，其中相关性最强的为既往精神疾病史、阳性家族史、生活事件、社会支持等；相关性中等的因素有个体心理因素、婚姻关系，相关性较弱的因素有产科因素、社会经济状况；几乎无相关性的因素有产妇年龄、文化层次、妊娠次数等。女性抑郁症的高发年龄是35~40岁，而高龄产妇正处于这一特殊时期，因此高龄产妇较之适龄产妇，患抑郁症的概率要更大。在孕期及产后阶段有50%~70%的孕产妇会出现轻度抑郁症状，其中10%~15%为抑郁症。

（一）孕期女性

对大多数女人来说，怀孕期间应该是一生中最感觉幸福的时期之一，然而据卫健委统计显示，妊娠期高达70%女性会出现抑郁症状，10%～16%满足抑郁症的诊断标准，且以每年9%的速度递增。其中，不自信的高龄孕妇更易患产褥期抑郁症，而自杀倾向则是孕期抑郁症最严重的表现。也许正因为人们都坚信，怀孕对女人来说是一种幸福，所以甚至很多妇科医生都忽视了对孕期抑郁症的诊断和治疗，而简单地把孕妇的沮丧抑郁，归结为一时的情绪失调。其实，如果没有得到充分重视和及时治疗，孕期抑郁症是具有一定危险性的，它会使孕妇照料自己和胎儿的能力受到影响，并给妇婴带来不良后果。特别是怀孕具有一定危险性的孕妇，如通过药物等手段怀孕，或有过流产经历，生活有重大变动以及曾经有过痛苦经历的孕妇，在孕期患抑郁症的风险就会更高。

1.临床表现

孕期抑郁症多在怀孕前3个月与后3个月发生，通常表现为不能集中注意力，焦虑，极端易怒，睡眠不好，非常容易疲劳，或有持续的疲劳感，不停地想吃东西或者毫无食欲，对什么都不感兴趣，总是提不起精神，持续的情绪低落，想哭，情绪起伏很大，喜怒无常等。症状明显者为情绪低落、焦虑、烦躁、易怒、负罪感、头脑不清、思维混乱等，怀孕前3个月可表现为早孕反应的加重，并有厌食、睡眠习惯改变等；产后3个月可表现为持续加重的乏力、睡眠障碍及食欲下降、对胎儿健康及分娩过程过分担忧等。

2.病因

（1）怀孕期间体内激素水平的持续变化：女性妊娠期卵巢分泌的黄体酮增加，雌激素浓度也会明显地增高，黄体功能继续存在是卵巢最明显的一个特征。怀孕期间体内激素水平的显著变化，与平常有较大的差异，可能会刺激我们中枢的兴奋和抑制系统的平衡紊乱，一般在怀孕6~10周，当身体开始为分娩做准备时，会体验到体内激素水平显著变化，使大脑中调节情绪的神经递质有所变化，女性会有情绪上的改变，发生抑郁症的可能性会比较大。

（2）曾有抑郁症病史：如果家族或本人曾有过抑郁症病史，那么怀孕时就更容易患上孕期抑郁症。孕妇一旦怀孕后，对未来生活的设想和期望与现实更容易形成一些偏差，还会有生活习惯上、生理上以及很多社会关系的改变，这些情况都容易导致抑郁症的发生。另外，因为怀孕后身体负担会比较重，怀孕这个生理现象本身对孕妇造成一种压力感，会对孕妇情绪产生比较大的影响。

（3）人际关系方面出现问题：这也是妇女在孕期和产后患抑郁症的主要原因之一。怀孕期间是女人一生中既重要又特殊的时期，对于家庭来说，也会带来生活节奏和生活习惯的改变。女性在怀孕期间承受过重的生活压力或者有重大变故发生，比如亲人离世、亲戚纷争、搬家后不适应新环境等；或孕期夫妻关系紧张，婚姻不和谐、心理社会支持不良；或意外受孕、对体型变化和分娩疼痛的担忧等，都可能使妊娠期抑郁症发病率增加。

3.对策

当孕期中的你开始感觉比以往更易焦虑和抑郁时，应注意提醒自己，这些都是怀孕期间的正常反应，以免为此陷入痛苦和失望的情绪中不能自拔。如果你与你的配偶关系紧张，并且无法自行解决问题，那么最好立即找有关专家进行咨询；很多人认为只要孩子一出生，夫妻间的问题便会迎刃而解，事实上孩子的到来，只会增加夫妻关系的压力，只有通过咨询，找出相应的办法，才是解决问题的积极手段。

（二）产后女性

产后抑郁障碍（PPD）是由英国精神病学家Pitt于1968年首次定义的，随着半个世纪以来对PPD认识的不断加深，目前学术界已接受Pitt对PPD的基本描述，但认为PPD不是一个独立的疾病，而是抑郁症在女性分娩后的发作。

产后抑郁症是分娩后最常见的精神障碍，通常指在产后6周内抑郁发作起病，其症状、病程、病期和结局与其他抑郁症相似。研究显示在分娩后的第1周，50%～75%的女性出现轻度抑郁症状，10%～15%的产妇罹患产后抑郁障碍，产后抑郁症的母亲往往不能有效地照顾婴儿，患者会由此感到自责、自罪，有严重抑郁情绪的母亲可能有伤害自己或婴儿的危险，应备受关注。

1.临床表现

产后抑郁障碍的典型症状主要有情感低落、兴趣及愉快感消失、精力下降或易疲乏；伴有注意力降低，自觉思考能力下降；自我评价过低、不自信；自责，或有内疚感或认为前途暗淡悲观，无价值感；多数人存在如失眠、早醒或睡眠过多等睡眠障碍；性欲减退；食欲降低或体重明显减轻；严重者可反复出现想死的念头或有自杀、自伤行为。特别的是，产后抑郁患者会对自己的婴儿产生强烈内疚、自卑（尤其是农村妇女生女婴后，受到婆婆或丈夫的歧视时）、痛恨、不爱或厌恶孩子的反常心理。哭泣、失眠、吃不下东西是这类抑郁症患者的常见症状。

产后抑郁会给孩子造成不良影响。产妇本人和家人往往只会注意到抑郁对自己和家庭的危害，而忽视了给孩子带来的负面影响。研究表明，产后抑郁症的产妇不能正常地和婴儿相处，可能造成母婴连接障碍，不能与婴儿建立良好关系，亦不能给婴儿带来正常的母爱。产后抑郁障碍往往会对孩子造成不良影响，可妨害婴儿的正常发育生长，而使婴儿生长发育缓慢，体重和身长不足，在喂养方面易吐奶、食量少；会造成婴儿行为发育迟缓，动作发育不良，易疲劳，协调性差等；还可能引发其情绪发育异常，婴儿睡眠时间少，较易紧张，无故啼哭，对外界冷漠，胆小，长大后性格孤僻，对环境适应能力差；还会造成婴儿反应迟钝，理解和接受新知识困难，影响孩子阅读能力及运动技巧等。此外，女孩还常会因母亲患抑郁症而出现早熟。

2.病因

产后抑郁症一般是由于分娩时身体急剧变化，引发激素水平下降及产生的化学反应所致，一般与产后神经内分泌的变化和社会心理因素有关。首先是生理因素。分娩后，产妇的体内激素会发生大幅度改变，导致内分泌功能失调，这是女性发病的主要原因。怀孕期间女性雌激素和黄体酮增长10倍，而分娩后，激素水平迅速降低，在72h内迅速达到以前的水平，激素水平的这种剧烈变化，通常会导致产妇出现抑郁的症状。所以一般而言，几乎每个产妇都会在产后一到两周出现不同程度的抑郁，表现为敏感、易哭，情绪波动大，加之对生产过程的过度害怕和惊慌，产后伤口疼痛，全身虚弱乏力以及照顾新生儿的压力，生活习惯的转变等都是引起产妇情绪抑郁的原因，不过，绝大多数的产妇都能自行恢复。其次是社会因素。产妇得到的社会支持系统是否能够帮助她，包括精神上和物质上的支持。在经济水平低的群体中，由于生活压力比较大，产妇会担心无法将孩子照顾好、养大，更容易患上产后抑郁症。此外，重男轻女等性别观念也会成为产妇心情抑郁的因素。第三是产妇本人的素质、性格、文化水平。如对婴儿性别的期待，对新妈妈角色适应困难，对孩子的过度担心而冷落对方，个人的性格问题及应对变化的能力不同等社会心理因素，这些都涉及产妇对自己的把握与评估。第四是遗传因素。家族里有产后抑郁病史的产妇，比一般产妇更易患上产后抑郁症。

另外，本人或家庭成员中有经期或经前期烦躁不安的情况；怀孕时的年龄越小，危险性越高；新父母单独生活；有限的社会支持和专业心理咨询；婚姻冲突；意外怀孕；在怀孕期有抑郁史的产妇等，这些情况都会增加产妇患产后抑郁症的概率。

3.对策

对产后抑郁症的治疗，基本与一般的抑郁症治疗相同，但由于产后哺乳的特殊时期，其用药应在医生的指导下进行。同时，还必须加强对新妈妈的心理干预。以下几种心理调整方法可以降低产后抑郁发生的可能性，或者减轻症状的严重程度：①照顾自己：对自己好一些，确保自己的基本需要得到满足。②积极寻求帮助：如请家人帮助完成家务，或辅助夜间喂奶的工作，请家人帮助准备食物等。③合理的期望：放弃完美主义的想法，不要强迫自己亲自做所有的事情。新生命的到来会占用你太多的时间和精力。在不感到疲惫的前提下尽力而为，其他的就交给别人去做吧。④和他人分享你的感受：不要独自忍受痛苦。⑤给自己留一点时间：在这个非常时期，你需要关注的不仅仅是宝宝，还有你自己和你的丈夫。留一段时间和丈夫单独相处，了解他的想法和感受。出去拜访一个朋友，或者只是出去走一走。⑥增加户外活动：不要总是和宝贝待在屋里，带着宝贝到户外活动活动，在温和的阳光中坐几分钟，深呼吸几次，也会有好处。⑦简化生活，避免改变：在怀孕和分娩后1年内，不要作出任何重大生活改变，重大的改变会造成不必要的心理压力，使生活更加难以应对。

临床研究表明针灸治疗产后抑郁障碍有很好的疗效，产后抑郁症预后良好，约70%患者1年内治愈，极少数患者持续1年以上。如果已患有产后抑郁症，应该及时治疗，尽早恢复健康，承担为人母的责任，尽可能为孩子创造温馨、良好的环境，帮助孩子良好成长。

二、儿童/青少年人群

不同年龄段的儿童青少年患者临床表现有不同的特点：研究发现，3~5岁学龄前儿童主要表现为明显对游戏失去兴趣，在游戏中不断有自卑自责、自残和自杀表现；6~8岁儿童主要表现为躯体化症状，如腹部疼痛、头痛及不适感等，同时还可能出现哭流涕、大声喊叫、无法解释的激惹和冲动行为；9~12岁儿童更多出现空虚无聊、自信心低下、自责自罪、无助无望、离家出走、恐惧死亡等表现；12~18岁青少年则更易出现冲动、易激惹、行为改变、鲁莽不计后果、学习成绩下降、食欲改变和拒绝上学等行为。应重视根据儿童/青少年抑郁的不同表现，早期鉴别，积极应对，及早干预。

（一）儿童

儿童抑郁症重在早鉴别，早干预。我们总以为儿童是无忧无虑的小天使，认为抑郁应该与他们无关。其实并非如此，即便是在婴儿时期，也会有产生抑郁的可能性，甚至曾经有3岁儿童便出现了抑郁的案例。儿童的抑郁除了情绪上的表现之外，往往还有多动、迟滞、逃学、攻击行为及思维语言迟钝等行为，因此经常会被父母视为教育的问题，而忽略了儿童内心的真实感受。

1.临床表现

儿童很多时候都无法直接表达自己的感受，更多的是通过行为来进行诉说，这需要成人用心去解读他们的行为。如果儿童一反常态地出现以下情况，且持续两周以上，就应警惕其有抑郁症的倾向，比如容易发脾气，哭闹、烦躁、恐惧，变得不开心、不活泼；不喜欢与小朋友交往，在以往喜欢的游戏中变得漠然；否定自己，认为自己无能或容貌丑陋；既往遵守纪律的孩子出现逃学，不遵纪守时，打架捣乱等行为；出现儿科检查不出躯体疾病的躯体症状：如头痛、头晕；有自伤自虐，撞头等行为。此外，还包括食欲、精力、睡眠等不同于平常的改变，以及成绩突然大幅下滑，对那些十分快乐的事突然失去了兴趣，这些都应该引起我们的重视。当然，更糟糕的情况是孩子可能会谈论诸如死亡或者惩罚之类的话题。

总之，儿童抑郁症常表现出一些与成人不同的特点。除了表现为成年抑郁症常见的情绪低落、快感缺乏、言语活动减少、自我评价低外，儿童还表现为敏感、爱哭闹、易激惹、爱发脾气、焦躁不安、易受惊吓，认为自己笨拙、愚蠢、丑陋、没有价值，灰心丧气，自暴自弃，唉声叹气。另外，行为问题在儿童抑郁症中很常见，如冲动、多动、注意力不集中、厌学、逃学、不愿社交、故意回避熟人，不服从管教，不守纪律、对抗、学习成绩下降，离家出走，甚至有厌世和自残、自杀行为等。部分儿童由于表达能力的限制，常表现为躯体不适，如食欲下降、体重减轻、睡眠不安或遗尿等症状。有时会作为内科疾病治疗，造成误诊或漏诊，应当引起重视。

2.病因

儿童抑郁症大多由家庭生活事件所致，如父母对子女期望值过高，家庭管教方式不恰当，父母感情不和或离婚等，均可构成对儿童的重大应激事件。究其根源，儿童正处于成长发育的阶段，他们的中枢神经系统尚未发育成熟，故往往很容易产生情绪的波动。如果生活在有情感障碍的家庭中，他们抑郁的概率会比平常人更高；另外，成长中遇到的重大变故，如童年遭遇不幸等，会让他们增加产生抑郁的风险；而那些性格比较执拗倔强、被动依赖或者攻击性强、有强迫行为的孩子，则更容易成为被抑郁纠缠的对象。

在这些原因当中，我们需要格外重视的是儿童的童年经历给他们带来的创伤。他们在母体子宫内时，就能感受到母亲的压力，脱离母体后，压力会通过亲子关系进行传递。而亲子关系是最主要的童年经历，会在很大程度上影响他们的大脑功能，而婴儿生来就有对食物、舒适、安全的需求，及对母亲的强烈依恋，如果这些需求无法得到满足，比如他们缺少父母的陪伴或者父母无法给他们足够的安全感，就会使他们日后抑郁的概率增加。

3.对策

本病一般起病急，持续时间较短，预后较好，目前还没有公认的诊断标准，在治疗上多以抗抑郁药物及家庭心理治疗为主。要重视儿童抑郁症的各种外在诱发因素，如来自家庭、学校和社会的各种压力，加强与儿童沟通，帮助解决好儿童情感问题、亲情问题和人际交往问题等。家长应当提供爱和支持，帮助抑郁的孩子恢复自信心。父母要做的就是和孩子在一起，努力走进孩子的心灵世界，与他息息相通，倾听他的诉求，理解他的感受。对于高度怀疑抑郁症的儿童应由父母陪同及早就医。

（二）青少年

青少年心理健康问题，已经成为一个全社会关注的重点问题，中国科学院心理研究所进行的国民健康心理调查显示，中学生抑郁检出率为24.6%，即近四分之一的孩子有抑郁症状。青少年的抑郁症患病率随年龄增长而升高，但其识别率却较成人低。青春期少年的抑郁往往表现得很隐秘，也常常被父母误认为是这个阶段出现的正常现象而没有得到正确的引导。因此，早期识别患病信号对本病的治疗和预后十分重要，如果父母能够及时发现并进行早期干预，就能阻止他们在后期发展成为重度抑郁。

1.临床表现

父母们往往会感到青春期的孩子很难相处，但是他们往往忽略了，叛逆的表象下面有时隐藏着的恰恰是孩子抑郁的心理。青春期的孩子，有很多人表现得格外叛逆，比如喜欢与人争辩，不断犯小错误，与人交往时态度粗暴蛮横等。这是因为这些行为能够让他们填补内心的空虚，因为他们可以通过不断制造事端来让周围的人恼怒，引起父母和学校的争执，在这个过程中他们不需要为自己的行为负责，也借此逃避终将面对的独立。

抑郁症在青少年时期发病，可有下列特殊表现：严重的逆反、对抗甚至攻击父母、暴躁易怒、行为冲动；学习成绩下降、拒绝上学、自我封闭、离家出走；消沉、萎靡、沉迷于手机和网络游戏，作息混乱等。

家长如果发现孩子出现这些问题，应该及时带孩子就医，到专业机构去评估诊断，看孩子是不是患上了抑郁症。

对于青少年抑郁，更应关注其早期患病信号，若突然出现学习成绩下降；睡眠习惯的改变；自我评价没有价值，似乎对周围事情漠不关心；没有收到同伴的邀请也不介意；拒绝有趣的计划；快乐的回忆也无法让他高兴；比平时哭得更多，并且不想被安慰；经常出现大量的躯体不适，如腹痛、头痛、乏力等；有了新的饮食模式；突然变得爱放"狠话"或有自伤行为等情况，并持续一段时间，应考虑有抑郁症倾向。

2.病因

青少年时期是人生从幼稚到成熟、从依赖到独立的过渡时期，这一时期特别渴望精神上的独立，试图摆脱父母控制，与长辈产生代沟；对别人的评价非常敏感，渴求得到同伴的认同，思想和行为容易受到同伴的影响，而此时的同伴友谊往往不稳定，加之现在校园霸凌现象频发，有的青少年会因此产生孤独、压抑和自卑感；还有青春期少年初生牛犊不怕虎，对现实困难不能充分预见，加之涉世经验不足，因此容易遭受挫折；这个阶段是性意识的觉醒和发展阶段，可能产生与恋爱相关的种种问题，包括恋爱挫折、性取向和性身份识别所带来的种种困扰。上述这些问题都可能成为青少年抑郁发病的诱因。

3.对策

目前儿童青少年心理防御能力薄弱的原因，主要是家长把太多精力放在了对孩子的智力投资上，而对孩子的心理健康问题重视不够。在平时生活中，有太多的家长替孩子代劳，目的是怕孩子累着，或是为了让孩子有更多的时间做更多的练习题，上更多的课外辅导班。这种教育模式培养出的只可能是"考试机器"和"学习工具"，绝不是一个全面发展的孩子。家长往往忽视了敏感期教育，以为孩子还小，懂得社会规范是大人的事情。这就导致孩子不懂规矩，以自己为中心，心理承受能力差。长大以后，如果遇到困难很可能出现极端反应，或者遇事退缩，甚至出现攻击性行为。这实际上也剥夺了孩子遭受适当挫折、困难和学习爱护帮助别人的权利，同时使孩子失去了通过自己努力获得成功的机会。即使有些家长觉察到孩子精神方面出了问题，也只是到综合医院求助于心理医生，而忌讳到精神专科医院，从而延误病情，甚至招致了更为严重的后果。其实检测心理是否健康并不难，就像不同年龄段都有一个大致的身体指标一样，心理健康也有。家长只需要做几道题，对照一下孩子的情况即可。

如果孩子已经出现抑郁的情况，父母需要调整家庭互动的方式，而不能完全依赖于心理治疗或者药物辅助治疗。父母需要给孩子更多的关注，比如当他进餐、做作业、准备睡觉的时候，至少应该出现在他面前，多关心他在学校里的学习情况，还可以和孩子一起做运动，这些都有利于减轻孩子的抑郁。如果孩子一旦发展到宁可待在家里也不愿上学的程度，父母就应该积极采取措施了，但不应该急于督促孩子回到学校，因为这样反而会使孩子加重自责心理，导致抑郁更加严重。父母更应该陪同孩子去做心理咨询，也许孩子最初会抗拒，但之后他们通常都会自愿、主动地去做心理咨询。整个过程中父母需要有足够的耐心，理解孩子的感受，避免流露出焦虑、急躁情绪。

综上所述，家长应该多关注科学的儿童心理健康知识，根据孩子的心理发展特点，进行早期干预，重视关键期的教育，正确引导孩子。父母只要从当下做起，给孩子更多的关怀，就永远不会晚。

三、老年人群

老年期抑郁障碍指年龄在60岁及以上的老年人中出现的抑郁障碍，其在老年人群中是一种较常见的精神障碍。随着老年人口的增多，老年人中抑郁症的发病率也大大升高。据世界卫生组织统计，抑郁症老人占老年人口的7%～10%，患有躯体疾病的老年人，其发病率可达50%。中国60岁以上老年人抑郁症总体流行率为22.7%，其中女性高于男性，农村高于城市，西部高于东部。老年抑郁不仅损害老年患者的生活质量和社会功能，而且增加照料者的负担。

1.临床表现

老年期抑郁障碍的抑郁核心特征与其他年龄段发病者无差别，但老年人固有的生物、心理、社会因素不可避免地对抑郁障碍的临床表现产生影响。老年抑郁症其核心症状包括心境低落、快感缺失和兴趣减退，但常被其他主诉所掩盖，且年龄越大越明显。

常见临床特征包括：①焦虑/激越：焦虑和激越是老年期抑郁障碍最为常见而突出的特点，以至于掩盖了抑郁障碍的核心主诉。主要表现为过分担心、灾难化的思维与言行以及冲动激惹。②躯体不适主诉突出：老年期抑郁障碍患者会因躯体不适及担心躯体疾病辗转就诊于多家医院，表现为慢性疼痛的各种躯体不适，历经检查及对症治疗效果不佳，其中以多种躯体不适为主诉的"隐匿性抑郁"是常见类型。③精神病性症状：精神病性抑郁常见于老年人，神经生物学易感因素、老龄化心理和人格改变以及社会心理因素均与老年重型抑郁发作时伴发精神病性症状密切相关。常见的精神病性症状为妄想，偶有幻觉出现，疑病、虚无、被遗弃、贫穷和灾难以及被害等是老年期抑郁障碍患者常见的妄想症状；需警惕是否存在器质性损害。④自杀行为：抑郁是老年人自杀的危险因素，老年期抑郁障碍的危险因素也是其自杀的高危因素。据统计患抑郁症的老人超过10%会采取自杀行为；与年轻患者相比，老年期抑郁障碍患者自杀观念频发且牢固、自杀计划周密，自杀成功率高。严重的抑郁发作、精神病性症状、焦虑激越、自卑和孤独、躯体疾病终末期、缺乏家庭支持和经济困难等因素均可增加老年人的自杀风险。⑤认知功能损害：认知功能损害常与老年期抑郁障碍并存。认知障碍损害可能是脑功能不全的体现，是抑郁的易感和促发因素。约80％的老年患者会出现记忆力减退。抑郁发作时认知功能损害表现是多维度的，涉及注意力、记忆和执行功能等，即使抑郁症状改善之后认知损害仍会存在较长时间。⑥睡眠障碍：失眠是老年期抑郁障碍的主要症状之一，表现形式包括入睡困难、易醒、早醒以及矛盾性失眠。失眠和抑郁常相互影响，长期失眠是老年期抑郁障碍的危险因素，各种形式的失眠也是抑郁障碍的残留症状。睡眠相关运动障碍包括不宁腿、周期性肢体运动障碍、快速眼动期睡眠行为障碍等，需注意排查脑器质性疾病、躯体疾病以及精神药物的影响。

2.病因

老年抑郁症病因复杂，又常伴有躯体疾病，两者也可能互为因果。老年人易患抑郁症，一方面是随着年龄增长，各器官功能逐渐下降，特别是中枢神经系统的功能下降更为明显，如去甲肾上腺素、5－羟色胺系统、促肾上腺皮质激素系统等随着年龄的增长可发生改变，对抑郁症的发病起着关键作用；而且老年人大多数患有各种躯体疾病，如高血压、糖尿病、冠心病、脑动脉硬化、癌症等，这些疾病都可能继发抑郁症状、诱发抑郁；许多患慢性疾病的老年人，在服用药物时，由于对药物的吸收、代谢及排泄功能下降，增加了药源性抑郁症发生的机会。另一方面，老年期是人生旅途中变化较大、极为动荡的时期，遭遇各式各样心理刺激的机会越来越多。老伴的亡故、亲友的离世、子女的分居、地位的改变、经济的困窘、疾病的缠身、人际交往的缺乏等，都给老年人带来孤独、寂寞、无用和无助感，成为心情沮丧、抑郁的根源。比如不适应离休或退休后的生活。离开长期工作的岗位，进入闲居状态，老人可能无法适应这种角色转换；对子女有很强的情感依赖性。他们普遍有"养儿防老"的思想，但是在人到暮年希望有儿女作为依靠的时候，儿女却不在身边，难免会深感失望、无助、自怜；有些老人自身性格上存在缺陷，自卑退缩，在生活上常兴味索然，也缺少独立自主规划自己晚年美好生活的勇气；当身边的亲朋好友相继离世时，他们会触景生情，想到自己时日无多，难免黯然神伤。另外，性格过于内向或平时过于好强的老年人也易患抑郁症。

3.对策

预防老年抑郁症要从个人、家庭、社会三方面着手进行。老年人要丰富自己的日常生活，多学新知识，培养新的兴趣爱好；还要积极参加社交活动，广交朋友，经常走动、聊天也可以让内心的压抑得到释放。还要学会倾诉，心里有什么不痛快的事情，要向子女或朋友诉说；老人要学会关爱自己，可以培养一些兴趣爱好，比如太极、书法、下棋、摄影、园艺等，让生活丰富多彩。同时，每当出现心慌、焦虑的情况时，可以静坐、听音乐、深呼吸，这些能帮助自己缓解抑郁的情绪；发觉自己的情绪时常波动的时候，有意识地告诉自己加强自控力，让自己内心恢复平静。如果发现自己仍然无能为力，则可以咨询专业人士；作为子女，要尽力保持家庭和谐气氛，家庭成员间要多关心、支持，要耐心倾听父母的唠叨，多和父母聊天，给予老人心理上的支持和安慰。老年人容易产生孤独感和无用感，全社会应该重视和尊重老年人，给他们更多的关心和帮助。

第三节　应与抑郁区别的常见疾病

目前抑郁症的发病率较高且呈逐年上升的趋势，但由于人们对其认识不足常导致抑郁症就诊率低、识别率低，很多患者也因此错过了治疗的最佳时机。由于其发病因素的复杂性，抑郁症除了需与继发性抑郁相鉴别外，还需与包括焦虑症、创伤后应激障碍、强迫症、神经衰弱等心理性、精神性疾病，以及一些神经系统疾病相鉴别。因此，尽可能地了解一些抑郁症的鉴别诊断方法，更有利于对抑郁症的早期诊断、及早治疗。那么抑郁症应与哪些常见疾病相鉴别呢？本节将主要介绍应与抑郁症相鉴别的常见疾病及其鉴别要点。

一、抑郁症和精神分裂症

精神分裂症实际上是医学上所指的伴有精神病性表现的严重精神病。精神病表现有三大特点：①患者常有一些幻觉等病态体验，并不能把其病态体验与现实区分开来，把病态体验当成现实，如有患者在一个人时听到有人跟他讲话，命令他干这干那，患者不能区分这是一种病态体验（命令性幻听），相反会按照命令行事。再比如有的患者坚信周围的人都要谋害自己，但实际上根本没这回事，别人反复说服他这是不可能的，但他仍然坚信不疑，这是一种被害妄想。②患者没有能力按社会认为适宜的方式行动，他们在病态体验（幻觉、妄想等）的支配下出现一些异常行为。③患者对自己这种异常表现不能察觉，认为自己精神正常，没有病。

我们知道，抑郁症患者一般知道自己情绪上出了问题，并为此感到很痛苦，他们希望情况能有所改善，但苦于调整不好，于是有时会采用自杀这种方式结束其痛苦。所以抑郁症不是大众观念中的"精神病"，它是一种心境障碍。在抑郁症患者中，大部分患者属于由轻度到中度，并不伴有精神病性表现，而病情严重的仅占少数。虽然严重的抑郁有时也会有一些幻觉、妄想等病态体验，但经治疗后病情会很快好转，随着病情的减轻，患者能认识到自己患病，并积极配合治疗。所以它与精神分裂症不同。

二、抑郁症和焦虑症

长期在精神紧张的气氛中生活的人们，当他们对外界刺激的承受能力下降，在心理失去平衡的情况下就会表现出各种不良的情绪反应。其中抑郁与焦虑就是很常见的、令人痛苦不安的情绪体验。它们既可以同时存在，又可以单独出现。

　　焦虑是一种痛苦的情绪体验，于是有些人常试图逃避。对焦虑情境的回避或重复出现减轻焦虑的行为，这往往是神经症性障碍的基本特征。生活中产生焦虑、恐惧本来是很自然的事情，虽然这些体验和疼痛体验一样是令人不愉快的，但又是人类生存所必须经历的，不应当试图逃避它们，或对它们加以否定。逃避与否定的结果不仅使问题得不到解决，反而使得神经症性行为得以延续下来。焦虑按其来源的不同可分为3类：①现实性焦虑：产生于外界危险的感觉，如人们对地震、洪水、毒蛇、猛兽的恐慌。②神经症性焦虑：焦虑的原因不是外界的危险，而是意识到自己本能冲动可能导致各种危险。③道德性焦虑是第3类焦虑形式，它是对自我羞耻感、罪恶感的体验，危险不在于外部世界，而是在于对自我良心的威胁。人们害怕自己的行为和思想不符合自我理想所设定的标准，而受到良心的惩罚，由此带来不安，而抑郁是一种悲哀、沮丧、郁闷的情绪体验，抑郁的产生与所热爱事物的丧失和盼望东西的幻灭有关。它的强度与人们对丧失物体的主观评价呈正比，而不与丧失物体的"绝对值"呈正比。

　　焦虑症是一种以焦虑情绪为主的神经症，以广泛和持续性焦虑或反复发作的惊恐不安为主要特征，常伴有自主神经功能紊乱、肌肉紧张与运动性不安，临床分为广泛性焦虑（慢性焦虑症）和惊恐障碍（急性焦虑障碍）两种。抑郁症常以躯体症状为主，患者主诉疼痛（头痛、腹痛）、乏力、睡眠障碍、食欲改变、情感淡漠、易怒、焦虑、性能力障碍、药物滥用、消极想法、人际关系压力、无价值感、悲观、犯罪感、羞耻感等，而焦虑症常见的症状包括：震颤、紧张、气喘、出汗、头晕、注意力不集中、睡眠障碍、易怒、惊慌、反复惊慌发作（症状与心脏意外相似），可与广场恐怖症并发，患者可能有躯体症状但不是主要症状。

区别患者是焦虑症还是抑郁症主要看患者是以抑郁症状为主还是以焦虑症状为主，临床通常有3种情况：①严重焦虑伴轻度抑郁，抑郁症状不足以诊断抑郁发作，诊断为焦虑症。②严重抑郁伴轻度焦虑，焦虑症状不足以诊断焦虑障碍，诊断为抑郁症。③抑郁与焦虑同时存在且同等重要，均符合各自的诊断标准，可以作出共病诊断。

纵向的病史调查、横向的症状评估有助于两者的鉴别，但临床上鉴别还是困难的。出于治疗上的考虑，临床上还是倾向于一元化诊断，一般抑郁症应作为首先考虑。理由是抑郁症更易导致绝望、自杀，后果严重。

三、抑郁症和神经衰弱

轻度抑郁症常出现失眠、头痛、头晕、乏力等，易被诊断为神经衰弱。神经衰弱起病前有一定的心理社会因素，如长期紧张、用脑过度等；情感以焦虑、脆弱为主，主要临床表现是与精神易兴奋相联系的精神易疲劳、心情紧张、烦恼和易激惹等情绪症状，及肌肉紧张性头痛和睡眠障碍等生理功能紊乱症状；自知力良好，症状被动性大，求治心切。而抑郁症是以情绪低落为主，伴思维迟缓、自卑、自罪、自杀倾向及生物学症状（如情绪昼夜轻重，食欲、性欲下降等），自知力常丧失，不主动求治，可资鉴别。

抑郁症具有昼夜规律，晨重夕轻，而神经衰弱患者没有这种规律；抑郁症患者症状的轻重往往与情绪有关，情绪好时症状会较轻，而神经衰弱患者与情绪无明显有关；抑郁症的睡眠障碍多表现为早醒，且醒后难以重新入睡；而神经衰弱的睡眠障碍多表现为入睡困难。抑郁症患者多伴有焦虑，并与生理性、季节性相关；神经衰弱患者没有这一特点。

四、抑郁症和强迫症

抑郁症患者可伴有强迫症状，而强迫症患者也可伴有抑郁心境，临床需要加以鉴别。强迫症是一种重复出现缺乏现实意义的、不合情理的观念、情绪、意向或行为，虽力图克制但又无力摆脱的神经症。多起病于青少年期或成年早期，表现为强迫症状，包括强迫观念、强迫情绪、强迫意向和强迫行为。强迫症患者可以出现抑郁症状，但是为继发症状，其核心表现还是强迫症状，抑郁症状往往由于强烈的反强迫意愿引起。而抑郁症相比强迫症起病较晚，患者也可能出现强迫症状，但强迫症状发生于抑郁症状之后，往往没有明显的反强迫意愿，因其主要表现为心境低落、兴趣减退、快感缺乏、活动缺乏等，强迫症状非抑郁症的主要表现，故不难鉴别。

五、老年抑郁症和老年痴呆

老年抑郁症患者除了有些老年遗忘外，智能是正常的。但老年抑郁症发病时由于情绪低落，思维过程有一定阻滞，检查又不合作，而被误诊为老年性痴呆的情况十分常见。两者鉴别如下：

（1）抑郁症的起病较快，发展较迅速；痴呆的起病较慢，发展缓慢。

（2）抑郁症的抑郁症状持续；痴呆的情绪多变动，不稳定，淡漠。

（3）抑郁症的智能障碍多为部分性的，每次检查结果不恒定；痴呆病人的智能大多为全面障碍，影响生活，检查结果较恒定。

（4）抑郁症无神经系统症状，也无客观颅脑检查阳性发现；痴呆者可有神经系统症状、也可有颅脑检查阳性发现。

（5）如难以鉴别时应先作为抑郁症治疗，抗抑郁剂对抑郁症治疗有效；对痴呆患者无效。

但也要注意，有一部分老年抑郁症患者经过随访会发展成为老年性痴呆，流行病学资料显示，抑郁症史与以后发生痴呆和认知功能下降的可能性呈正相关，有抑郁症史的人，以后发生老年痴呆的危险性比无抑郁症史的人增高1.8倍，这充分说明抑郁症与痴呆两者明显相关。原因可能与抑郁应激引起的糖皮质激素分泌过多会损伤海马区，也可能是抑郁本身就是痴呆的前驱症状。

六、创伤后应激障碍与抑郁症

创伤后应激障碍（PTSD）常常伴有抑郁，需与抑郁症相鉴别，二者的鉴别要点在于：①创伤后应激障碍常在严重的、灾难性的、对生命有威胁的创伤性事件，如飓风、地震、海啸、被侵犯、被虐待等异乎寻常的重大精神刺激后出现，以焦虑、痛苦、易激惹为主的情感改变，情绪波动性大，无晨重夜轻的节律改变，而抑郁症虽有诱发的生活事件，但尚不能构成异乎寻常的重大精神刺激，临床上以心境抑郁为主要表现，且有晨重夜轻的节律改变。②PTSD的精神运动性抑制不明显，精神症状与心理因素联系紧密，临床症状充分反映心因内容，易受外界影响；睡眠障碍多为入睡困难，有与创伤有关的噩梦、梦魇，特别是从睡梦中醒来尖叫。而抑郁症有明显的精神运动性迟缓，睡眠障碍多为早醒。③PTSD常重新体验到创伤事件，有反复的闯入性回忆（闪回）、易惊。

七、神经系统疾病与抑郁症

帕金森病患者的抑郁症状出现率高达50%～75%；颞叶癫痫所表现的病理性心境恶劣也常有类似抑郁的发作；老年抑郁症的认知功能改变往往明显，类似于痴呆，称为假性痴呆，但发病较急，有一定求治欲，可能具有昼重夜轻的变化规律，抗抑郁药物治疗会在短期缓解抑郁情绪并改善认知功能，磁共振扫描无改变或者较少改变，而阿尔茨海默病起病缓慢，病情往往昼轻夜重，心理测试时往往不同于抑郁症患者不愿回答而是经常编造，认知量表、抑郁量表的检测可能有助于鉴别。

综上所述，每个人在自己的生活中都可能体验过抑郁，但并非抑郁症。早期识别抑郁信号，并充分、正确地认识抑郁可谓是抑郁症早期诊断和获得最佳治疗时机的关键。掌握常用的自我测评方法，关注特殊人群的抑郁的特点，了解抑郁与相关常见疾病的鉴别要点，采用积极的态度坦然面对，主动求医，最大程度上争取从发病开始就得到明确的诊断、及时的治疗对于抑郁患者是非常重要的。

第四节　中医对抑郁的认识

中医学虽然没有明确的抑郁症的名称，对本病的描述，多散见于古代医家对郁证的论述中。郁证是由于情志不舒、气机郁滞引起的，以心情抑郁、情绪不宁、胸部满闷、胁肋胀痛，或易怒易哭，或咽中如有异物梗阻，失眠等为主要临床表现的一类病证，其又有广义和狭义之分，广义的郁证包括外邪、情志等因素所致之郁，狭义的郁证，单指情志不舒之郁。

一、郁证的历史发展

"郁"字，在古汉语中常表达积聚、阻滞等意。如"……郁于大道，是以阴阳风雨未时"（《汉书·卷八·宣帝纪》）中的郁即为此意。郁证最早出现于《黄帝内经》，对郁证的病因、病机、治法等做了详细的论述，并提出了五郁之概念。诸多著名医家基于《黄帝内经》经旨，从多方面认识郁证，对郁证的发展均做出了不同程度的贡献，现将有关于中医郁证的文献加以整理，使临床医生能进一步了解郁证的特点及治疗方法，以便造福于患者及其家属，从而促进医学的进步及发展。

（一）春秋战国至三国时期

《素问·六元正纪大论》中提出"五郁"，即土郁、木郁、金郁、火郁、水郁，认为"郁极乃发，待时而作"，阐述了天地运气失常太过，自然界的异常变化，影响人体使之易受病邪侵袭，而产生相应的各种疾病。对于五郁所致疾病，则有详细描述如"土郁之发……故民病心腹胀，肠鸣而为数后，甚则心痛胁䐜，呕吐霍乱，饮发注下，胕肿身重"，并记载相应的治法："木郁达之，火郁发之，土郁夺之，金郁泄之，水郁折之。""达，畅达也。凡木郁之病，风之属也，其脏应肝胆，其经在胁肋，其主在筋爪，其伤在脾胃、血分。然木喜条畅，故在表者当疏其经，在里者当疏其脏，但使气得通行，皆谓之达。发，发越也。凡火郁之病，为阳为热之属也，其脏应心主、小肠、三焦，其主在脉络，其伤在阴分。凡火所居，其有结聚敛伏，不宜蔽遏，故当因其势而解之、散之、升之、扬之，如开其窗，如揭其被，皆谓之发。夺，直取之也。凡土郁之病，湿滞之属也。其脏应脾胃，其主在肌肉四肢，其伤在胸腹。土畏壅滞，凡滞在上者夺其上，吐之可也；滞在中者夺其中，伐之可也；滞在下者夺其下，泻之可也。""泄，疏利也。凡金郁之病，为敛为闭，为燥为塞之属也。其脏应肺与大肠，其主在皮毛声息，其伤在气分。故或解其表，或破其气，或通其便，凡在表在里、在上在下皆可谓之泄。折，调制也。凡水郁之病，为寒为水之属也。水之本在肾，水之标在肺，其伤在阳分，其反克在脾胃。水性善流，宜防泛滥。凡折之之法，如养气可以化水，治在肺也；实土可以制水，治在脾也；壮火可以胜水，治在命门也；自强可以帅水，治在肾也；分利可以泄水，治在膀胱也。"

此外，《黄帝内经》对情志引起人体气机闭塞的病机作了开创性的阐述，从而形成了情志致郁理论。如《素问·通评虚实论》云："隔塞闭绝，上下不通，则暴忧之病也。"《灵枢·本神》云："愁忧者，气闭塞而不行。"《素问·举痛论》指出:"思则气结""思则心有所存,神有所归,正气留而不行,故气结矣。"《素问·本病论》曰:"人或恚怒,气逆上而不下,即伤肝也。"以上说明悲、忧、愁、思等不良情志可以影响心主神、脾主意的功能,并导致人体气机不通,大怒可以导致肝气逆、肝气郁。《黄帝内经》从病机、症状特点等角度论述五郁与七情致郁的思想,对后世郁证的理论体系形成,产生了深远影响。《伤寒论》中关于"郁"的论述一般出现在症状及病机描述中,如"伤寒大吐大下之后……以其人外气怫郁""小便不利……怫郁不得卧,此有燥屎也,宜大承气汤",表达的都是一种郁结滞留不通的状态,属于中医郁证的过程表现而非单纯病名。从寒热角度,阐述了郁的发病病机,并载有"郁冒""郁郁""怫郁"等相关病症。如"寸口诸微亡阳,诸濡亡血,诸弱发热,诸紧为寒。诸乘寒者,则为厥,郁冒不仁,以胃无谷气,脾涩不通,口急不能言,战而栗也"。《金匮要略》提出了"百合病""肝着证""郁冒""梅核气""脏躁"等病症,均为情志不畅所致的郁证疾病,并创制了小柴胡汤、甘麦大枣汤、半夏厚朴汤等一系列治郁名方。如"百合病者,百脉一宗,悉致其病也。意欲食复不能食,常默默,欲卧不能卧,欲行不能行,饮食或有美时,或有不用闻食臭时,如寒无寒,如热无热,口苦,小便赤,诸药不能治,得药则剧吐利,如有神灵者,身形如和,其脉微数""新产妇人有三病,一者病痉,二者病郁冒,三者大便难""妇人咽中如有炙脔,半夏厚朴汤主之""妇人藏躁,喜悲伤欲哭,象如神灵所作,数欠伸,甘麦大枣汤主之"。书中详细论述了郁证相关疾病的病因、症状及治疗的方剂,为后世郁证辨证论治奠定了基础。

(二)两晋南北朝至五代十国时期

这一时期的代表著作如《脉经》《诸病源候论》《备急千金要方》《外台秘要》等书籍,均未见书中设有郁证专篇,郁证相关病症多归在积聚类、气病类、情志类以及妇科杂病等篇中。如《脉经》在论述眩冒病因病机时提道："因寒为血厥，手足弱若痹，气从丹田起，上至胸胁，沉寒怫郁于上，胸中窒塞……久发眩冒。"《诸病源候论》第十三卷专列气病诸篇，其上气候记载："夫百病皆生于气。故怒则气上，喜则气缓，悲则气消，恐则气下，寒则气收聚，热则腠理开而气泄，忧则气乱，劳则气耗，思则气结，九气不同。"结气候载："结气病者，忧思所生也。心有所存，神有所止，气留不行，故结于内。"并在相关论述中转载了《养生方》的补养宣导的内容。书中还有"胸胁支满""贲豚气候"等病症，虽不以"郁证"命名，但从病因、证候角度分析，无不属于郁证范畴。《备急千金要方》虽未明确提出情志之郁，但记载了治疗神志类疾病的经验效穴"十三鬼穴"。《备急千金要方·卷十四·小肠腑方·风癫第五》除记载癫狂的症状外，还详细记载了治疗癫狂的"十三鬼穴"及其操作顺序及方法，"凡针之体，先从鬼宫起，次针鬼信……男从左起针，女从右起针。若数处不言，便遍穴针也，依诀而行针灸等处并备主之"。这一时期的其他著作《小品方》《肘后备急方》等医籍，都在五脏杂病中记载治疗郁证相关病症的方剂，但均未另列郁证病名或篇章。

（三）宋金元时期

宋金元时期医家逐渐把"郁"作为一个单独的病症，如《医学起源·上卷》专列五郁之病，明确记载了五郁的症状及其相应的治法。《脾胃论》载有治疗"因忧气结中脘，腹皮底微痛，心下痞满，不思饮食，虽食不散，常常有痞气"的散滞气汤。刘完素在《素问玄机原病式·六气为病》热类释义郁云："郁，怫郁也。结滞壅塞，而气不通畅。所谓热甚则腠理闭密而郁结也。"其在火类胕肿中亦曰："热胜肉，而阳气郁滞故也。"刘完素善从火热理论出发阐释郁证，并进一步指出这类病症虽亦见恶寒、战栗诸证，实为阳热郁极而产生的假象，治疗上主张不能用辛热解表以助其热，而应以石膏、滑石、甘草等发其郁结。《儒门事亲·卷三》论述五积证时认为："五积者，因受胜己之邪，而传于己之所胜，适当旺时，拒而不受，复还于胜己者，胜己者不肯受，因留结为积。"皆因抑郁不伸而受其邪也，治疗上主张"五积六聚治同郁断"。《儒门事亲·卷十》还描述了风木、暑火、湿土、燥金、寒水之郁病的相关症状，如风木郁之病具有"故民病胃脘当心而痛，四肢两胁，咽膈不通，饮食不下，甚则耳鸣眩转，目不识人，善僵仆，筋骨强直而不用，卒倒而无所知也"的临床表现。

宋金元时期医家虽对郁证及其相关病症均有研究，但这一时期对郁证研究独树一帜者当属朱丹溪。他在承继前贤理论的基础上，将《黄帝内经》以降郁证相关学说推陈出新，《丹溪心法》卷三明确提出了"六郁"，包括气、湿、痰、热、血、食，并解释"郁者，结聚而不得发越也，当升者不得升，当降者不得降，当变化者不得变化也，此为传化失常，六郁之病见矣"，指出郁证发生因"气血冲和，万病不生，一有怫郁，诸病生焉。故人身诸病，多生于郁"。此书中亦记载了气郁、痰郁、热郁、血郁、食郁的临床症状及相应的脉象特点。朱丹溪除详细论述郁证的病因病机、临床表现及脉象外，治疗上主张"凡郁皆在中焦，以苍术、抚芎开提其气以升之"，突出郁证的治疗应以顺气为先，并创制治郁名方六郁汤、越鞠丸等，开郁证论治专题研究的先河，得后世医家所推崇。

（四）明清时期

明清时期，诸医家对郁证病因、病机及治疗等方面的认识日趋完善，主要表现在以下两方面。

首先提出情志之郁及五脏之郁，重视情志因素在郁证发生中的作用《医学正传卷之二·郁证》首次提出"郁证"的病名，虞抟在总结历代医家相关论述的基础上，提出"夫所谓六郁者……或七情之抑遏，或寒热之交侵……或雨湿之侵袭，或酒浆之积聚""气郁而湿滞，湿滞而成热，热郁而成痰，痰滞而血不行，血滞而食不消化"，指出六者皆相因而为病的发病机制，治疗上主张"当以顺气为先，消积次之"，还介绍了郁证加减用药的经验，如"春加防风，夏加苦参，秋冬加吴茱萸"。该书中所论述的郁证包括了五郁、六郁以及七情之郁，还附有一则治疗湿郁的医案。《景岳全书·十九卷·郁证》中列有论《黄帝内经》五郁之治和论情志三郁证治篇章，在论情志三郁中云："一曰怒郁，二曰思郁，三曰忧郁。"赵献可《医贯·郁病论》载："予谓凡病之起。多由于郁。郁者抑而不通之义。内经五法。为因五运之气所乘而致郁。不必做忧郁之郁。忧乃七情之病。但忧亦在其中"，认为《黄帝内经》五郁和七情之郁均属于郁证范畴。

　　《证治汇补·郁症》将郁症分为五脏郁症和七情郁症，并描述了"五脏郁症：有本气自郁而生病者。心郁昏昧健忘。肝郁胁胀嗳气。脾郁中满不食。肺郁干咳无痰。肾郁腰胀淋浊。不能久立。胆郁口苦晡热。怔忡不宁"，以及"七情郁症：七情不快。郁久成病。或为虚怯。或为噎膈。或为痞满。或为腹胀。或为胁痛。女子则经闭堕胎。带下崩中。可见百病兼郁如此"的临床表现。徐徊溪在其著作《徐大椿医书全集》专列郁证篇章，指出郁证的四大成因七情、寒暑、酒湿、饮食，除详细列述了六郁、五脏之郁、七情之郁的临床表现，着重讨论了六郁的治疗主方及加减用药外，还提出因"失名利之士，奋志恢图，过于劳倦"导致"形气衰少，谷气不盛，上焦不行，下脘不通"而表现为"身渐瘦，无精神，喜向暗处坐卧如痴，妇人经少，男子溺濇"的"志郁"，恰似《黄帝内经》中"先富后贫"的失精，"先贵后贱"的脱营病症，主张用归脾汤随证调之。《不居集·诸郁》则以内外来区分七情之郁和六气之郁，其言"内郁者，七情之郁也，外郁者，六气之郁也"，认为"心气一郁，而百病相因皆郁"治疗上"宜用赵敬斋补心丸,并归脾汤……归脾者,治劳伤心脾之圣药也",不同于"赵氏以木气一郁,而五气相因皆郁,主以逍遥散"的学术主张。《医碥·杂症·郁》亦载:"六淫七情,皆足以致郁……至于七情,除喜则气舒畅外,其忧思悲怒,皆能令气郁结。"清代林珮琴认为,情志怫抑变生六郁之病,多损脏阴,损伤人体气血,终乃成劳。在其《类证治裁·郁症》论治中指出:"思虑则伤神,忧愁不解则伤意……此论气血之损……所愿不得,皆情志之郁也。"

《古今医统大全·卷二十六·郁证门》首次提出了脏腑的郁证,与朱丹溪所述六郁截然不同,明确表示了六郁与各自脏腑的关系,除总结了胸闷是心郁的表现、嗳气胁痛是肝郁的表现、乏力倦怠为脾郁的表现、咳嗽为肺郁的表现、腰腿酸胀疼痛为肾郁的表现外,还强调"郁为七情之病故病郁者十有八九",可见明清医家对前人所述之郁厘晰之际,认为五郁、六郁和情志之郁皆属于郁证范畴,并逐渐认识到情志因素对郁证发生的重要性。

其次治分先后虚实,重视脏腑辨证:《景岳全书·十九卷·郁证》载:"凡五气之郁,则诸病皆有,此因病而郁也;至若情志之郁,则总由乎心,此因郁而病也。第自古言郁者,但知解郁顺气,通作实邪论治,不无失矣。"张景岳认为怒郁伤肝,思郁伤脾,悲忧惊恐皆可耗伤精气,气血亏虚而"因虚致郁",应区别于五气之郁的因病而郁,治疗上不能"通作实邪论治",主张"当各求其属,分微甚而开之,自无不愈"。张景岳进一步分析郁证病因后认为"忧郁病者,则全属大虚,本无邪实,此多以衣食之累,利害之牵……盖悲则气消,忧则气沉,必伤脾肺;惊则气乱,恐则气下,必伤肝肾。此其戚戚悠悠,精气但有消索,神志不振,心脾日以耗伤",指出"凡此之辈,皆阳消证也,尚何实邪?使不知培养真元而再加解散,真与鹭鸶脚上割股者何异"。他运用阴阳五行学说,打破了单一脏腑的局限,认为五志的变化与多个脏腑密切相关，治疗上主张"初郁不开，未至内伤而胸膈痞闷者，宜二陈汤、平胃散，或和胃煎，或调气平胃散……若忧思伤心脾，以致气血日消，饮食日减，肌肉日削，宜五福饮、七福饮，甚者大补元煎"。张景岳对郁证的治疗分先后虚实，从补益气血的角度论治郁证的思想，影响深远。

陈士铎《辨证录·卷之四·五郁门》云："或疑郁病，宜用解散之剂，不宜用补益之味……殊不知人之境遇不常，怫抑之事常多，愁闷之心易结，而木郁之病不尽得之岁运者也。故治法亦宜更改，不可执郁难用补之说，弃人参而单用解散之药。"他在分析土郁时认为"虽因于肝木之有余，与肺金之不足，然亦因脾胃之气素虚，则肝得而侮，肺得而耗也"，治疗上主张"开郁必须补脾胃之气，补脾胃而后用夺之法，则土郁易解耳。方用善夺汤……此方利水而不走气，舒郁而兼补正"。对于情志致郁者，陈士铎认为妇女多见，如"人之郁病，妇女最多，而又苦最不能解……此等之症，欲全恃药饵，本非治法，然不恃药饵，听其自愈，亦非治法也"，他通过病机分析，得出"此等之症，必动之以怒，后引之以喜，而徐以药饵继之"的治法，方用解郁开结汤，并在方后注明"凡郁怒而不甚者，服此方无不心旷神怡"。《辨证录》所论之郁病（症），多为情志之郁，认为郁发于七情内伤，久则正气不足，治疗除应扶正散郁之品同用外，还提倡应用移情易性疗法。张璐的《张氏医通》论述郁之治疗，主张分而治之："郁证多缘于志虑不伸，而气先受病，故越鞠、四七始立也。郁之既久，火邪耗血，岂苍术、香附辈能久服乎，是逍遥、归脾继而设也。"《临证指南医案》中论述情志之郁的治疗方法："盖郁症全在病者能移情易性。"《类证治裁·郁症》论治指出情志之郁："病发心脾，不得隐曲，思想无穷，所愿不得，皆情志之郁也。"治疗上主张"七情内起之郁，始而伤气，继必及血，终乃成劳，主治宜苦辛凉润宣通"，不同于"六气外来之郁，多伤经腑，如寒火湿热痰食，皆可以消散解"，因其病因为"思忧悲惊怒恐之郁伤气血，多损脏阴"。

二、中医对郁证病因的认识

郁证的发病原因可因情志不畅、气机失调、体质素虚、久病或因气运乖和、六淫太过、脏气偏胜而致郁。从病位来说，郁证的发生主要为肝失疏泄、脾失健运、心失所养所致。通常气郁、血郁、火郁主要与肝关系密切，食郁、湿郁、痰郁主要与脾关系最重要，而虚证则与心的关系最为密切。《素问·举痛论》云："怒则气上，喜则气缓，悲则气消，恐则气下，寒则气收，灵则气泄，惊则气乱，劳则气耗，思则气结。"说明七情九气的变化皆能为病，朱丹溪也说"七情之抑郁，或寒热之交侵，或雨湿之浸淫，或酒浆之积聚，而成郁疾。"而且六郁之间彼此又相互关联。因此认为郁之所起"其因有六，气、血、湿、热、痰、食是也，然气郁则生湿，湿郁则成热，热郁则成痰，痰郁而血不行，血郁而食不化，六者，又相因也"。在《医宗己任编·四明心法》中则将郁之病因分成内外，内者指的是喜、怒、忧、思、悲、恐、惊七情也。其云"七情之病起于脏，七情过极，必生拂郁之病"。外者指的是风、寒、暑、湿、燥、火六淫也。所以又说"六淫所感，必生拂郁之病，此拂郁从外入，故必皮毛先闭，外束其所感之邪，而蒸蒸发热也"。《证治汇补》则将郁证的来源归为"有病久而生郁者，亦有郁久而生病者，或服药杂乱而成者"。并且进一步阐释丹溪之论，认为郁之起因"或七情之抑遏，或寒暑之交侵，而为九气怫郁之候，或雨雪之浸淫，或酒食之积聚，而为留饮湿郁之候"。《临证指南医案》华帕云也说"六气着人，皆能郁而致病"。又说七情之郁居多，其原总由于心，因情志不遂，则郁而成病矣，其症心、脾、肝、胆为多"。何梦瑶对郁之病因扩充说"百病皆生于郁，与凡病皆属火，及风为百病之长，三句总只一理。盖郁未有不为火者也，火未有不由郁者也，而郁而不舒则皆肝木之病矣。"所以说"六淫七情，皆足以致郁"。古贤对郁证的病因看法论述甚详且广，正如《古今医统大全》所说"大抵七情六淫，五脏六腑，气血痰湿，饮食寒热，无往而不郁也"。

（一）内因

（1）郁怒难伸　肝喜条达，恶抑郁，一旦肝木失其条达之性，气机不畅，致肝气郁结，疏泄不利。因而横逆，或上犯心神，或制约脾胃，《医碥》云："肝气郁结太甚，则脾胃因之而气滞，皆肝木克脾土也，或反侮肺金，或横窜脉络。"如喻昌说："肝气以条达为顺，素多郁怒，其气不条达而横格，渐至下虚上盛，气高不返，眩晕不知人而厥矣，厥必气通始苏也。"或下走肠间，可引起多方面的病变。如《何氏虚劳心传》云："怒气伤肝，郁怒则肝火内炽而灼血，大怒则肝火上冲而吐血。"

（2）忧思不解，谋虑不遂：思虑忧愁，情志不遂，曲意难伸，若肝郁及脾，脾失健运，蕴湿生痰，导致气滞痰郁。气为血帅，气行则血行，气滞则血滞，导致血癖则为血郁。故《何氏虚劳心传》中云："师尼、寡妇、室女，思欲不遂，气血郁结，以致寒热如疟，朝凉暮热，饮食不思，经期不准，或闭绝不行，成此病者甚多，多由郁火所蒸而致。"若湿浊停留，或食滞不消，或痰湿化热，则可形成湿郁、食郁、热郁等证。《医原》认识到"情志怫郁，悲忧思虑过度，心阳郁结，而肝、脾、肺之气亦因之郁结。肝叶撑张，则为胀为痛，多怒多烦。脾不输精，肺不行水，则生痰生饮，嗳腐吞酸，食减化迟，大便作燥，不燥则泻"。

（3）悲哀忧愁：肝郁抑脾，耗伤心气，营血渐耗，加上心郁则神失，心失所养，神失所藏，可导致心神失常，脏腑阴阳气血失调。正如《灵枢·口问》所言"悲哀忧愁则心动，心动则五脏六腑皆摇"。《何氏虚劳心传》按云："心为五脏六腑之大主，而总统魂魄，兼该志意。故忧动于心则肺应，思动于心则脾应，怒动于心则肝应，恐动于心则肾应。凡喜、怒、忧、恐、悲、思、惊七情虽分属五脏，然无不从心而发。"《赤水玄珠全集》云："上焦不通，则阳气抑遏，而皮肤分肉，无以温之，故寒栗。"《脉症治方》认为："七情所伤，易成郁结，肺气凝滞，脾元不运，思则气结，闷郁成痰。"

（4）阴阳失调 《素问·阴阳应象大论》云："暴怒伤阴，暴喜伤阳。"《素问·脉解》也云："厥恶人与火，闻木音则惕然而惊者，阳气与阴气相薄，水火相恶，故惕然而惊也。所谓欲独闭户牖而处者，阴阳相薄也，阳尽而阴盛，故欲独闭户牖而居。所谓病至则欲乘高而歌，弃衣而走者，阴阳争，而外并于阳，故使之弃衣而走也。"又说："少气善怒者，阳气不治，阳气不治，则阳气不得出，肝气当治而未得，故善怒，善怒者，名曰煎厥。所谓恐如人将捕之者，秋气万物未有毕去，阴气少，阳气入，阴阳相薄，故恐也。"

（5）病久成郁：气郁日久可以化火，而成热郁，《临证指南医案》郁证门按云："气滞久则必化热，热郁则津液耗而不流，升降之机失度，初伤气分，久延血分。"尤怡也说："火郁者，阳气为外寒所遏，不得宣行，郁而成火，或因胃中过食冷物，郁遏阳气于脾土之中，令人心烦，手足心热，骨髓中热如火燎，此为郁热。"久郁伤脾，饮食减少，生化乏源，则气血不足，心脾两虚。久郁化火耗伤阴血，累及于肾，导致脾肾阴亏，由此发展为种种虚损之候，故《何氏虚劳心传》云："大凡女人多郁，郁怒则伤肝，气结血凝，火旺血虚而成劳。"《医学妙谛》也提到："郁则气滞，气滞久则必化热，热久则津液耗而不流，升降之机失度。初伤气分，久延血分，甚则延为郁劳。"由于肝肾同源，久郁伤肾，肾阴不足累及肝阴不足而致虚火上炎，如《慎斋遗书》言："因情欲抑郁所致，则精伤而损肾，肾损则木枯而生火，此由下而上，故有足疹、口干、寒热等症。"《证治汇补》对郁火产生的原因总结出不外有三种"有平素内热，外感风寒，腠理闭塞而为郁热者。有患怒不发，谋虑不遂，肝风屈曲而为郁火者。有胃虚食冷，抑遏阳气于脾土之中，四肢发热，叩之烙手而为火郁症者"。

（6）体质因素：若体质素虚，或心血及胆气素虚，但患者本体肝旺，加以情志刺激或长期情志不遂，呈现肝郁抑脾，纳食呆滞，生化泛源，日久必致气血不足，心脾失养或郁火暗耗营血，阴虚火旺，心病及肾，而致心肾阴虚。如《杂病源流犀烛·诸郁源流》所说："诸郁，脏气病也，其源本于思虑过深，更兼脏气弱，故六郁之病生焉。"

（二）外因

（1）气运乖和：由于金、木、水、火、土运行之变，加之寒、暑、燥、湿、风、火六气之化，一有拂逆则致郁，故《素问·六元正纪大论》云："五运之化，或从天气，或逆天气，或从天气而逆地气，或从地气而逆天气，或相得，或不相得。"又如《类证治裁》也指出"凡病无不起于郁者，如气运之乖和也，则五郁之病生"，而且"六气外来之郁，多伤经腑"，故气运乖和乃外邪致郁的主要病因之一。

（2）气机升降失司 地气不升，天气不降，致浊气上行而清阳反下陷。如季楚重曰："郁者，清气不升，浊气不降也。然清浊升降，皆出于肺，使太阴失治节之令，不惟生气不升收气亦不降，上下不交，而郁成矣。"又如华帕云说："情志之郁，由于隐情曲意不伸，故气之升降开阖枢机不利。"

总之，情志不畅、体质不佳、外邪六气、五运之乖、升降失调等因素都是郁证产生的主要原因。其中以七情所伤的郁怒、思虑、悲哀三情最易形成郁证。其病位与肝、心、脾、肺、肾五脏均有关系，其中发病主要因素与肝的关系尤为密切，其次是心、脾两脏。因此本证初病往往属实，病变主要表现为气滞，或痰郁、湿郁、食郁或气滞而导致血癖，故多属实证。经久不愈，由气及血，久郁伤脾，气血不足，心脾两虚或郁久化火，伤津耗气，脾肾阴亏等虚证表现，病变由实转虚，或虚实夹杂等不同表现的证候，而平素性情内向，郁郁寡欢，或中年女性，肝气善郁或心虚胆怯者，每致肝气郁结。故情志内伤是郁病的致病原因，脏气虚弱则为郁病发病的内在因素。

三、中医对郁证病机的认识

（一）肝失疏泄

肝主疏泄，喜条达舒畅，恶憎恨恼怒，若情志不遂，郁怒不解，可致肝失条达。气机不畅而致肝气郁结，形成气郁。气为血帅，气行则血行，气滞则血瘀，气郁不解，日久及血，血行不畅而致血郁。

（二）脾失健运

《素问·举痛论》云：“思则心有所存，神有所归，正气留而不行，故气结矣。”或因肝郁之后横逆侮脾或忧愁思虑，气结于脾，均可致脾失健运，胃失消磨水谷功能，食积留中，郁而不消而为食郁。不能运化水湿，湿邪内聚，而成湿郁。水湿可酿生痰浊，着而不去，变生痰郁。气、食、湿、痰诸郁结而不散，化火而为热郁。故朱丹溪云：“凡郁皆在中焦。王肯堂进一步解释云：“脾胃居中心，肺在上，肾肝在下，凡有六淫七情劳逸妄动上下，所属之脏气，致虚实胜克之变，过于中者，而中气则常先郁，是故四脏一有不平，则中气不得其和而先郁矣。更有因饮食失节，停积痰饮，寒温不适，脾胃自受，所以中焦致郁之多也。”

（三）心失所养

《素问·灵兰秘典论》云：“合者，君主之官也，神明出焉。”因此“主明则下安”，相反的，若“主不明则十二官危，使道闭塞而不通，形乃大伤”。在《素问·痹论》中亦云：“淫气忧思，痹聚在心。肝气郁结，日久化火，木火刑金，金气不展，百脉不朝，气血不畅，心阴不足，肺阴受损，周身百脉受累。诸症蜂起而神明不安，演变而成百合病。肝病及脾，气郁痰生，痰气交阻扰动心神，心阴被耗，心血亏虚，神失所养，而成脏躁之疾。"

（四）久郁劳积，阴阳气血失调

肝郁日久，由气及血，常可波及五脏，临床上出现相关的病症。如肝郁不解，络脉失和，常致胸胁疼痛。肝郁化火，肝阴受耗，乙癸同源，肾阴亦亏。肝肾不足或阴虚火旺，病情迁延而发为虚劳。《类证治裁·郁证》说："七情内起之郁，始而伤气，继必及血，终乃成劳。"而华帕云也说："郁则气滞，气滞久则必化热，热郁则津液耗而不流，升降之机失度，初伤气分，久延血分，延及劳沉。"在妇女方面，多因肝郁不行，气机不畅，血脉瘀阻，常导致冲任失养，无源为水。因此无血作经则经闭，造成血瘀不散，固定有形可及，病而拒按之症，则为积之患。

总之，郁证的病机主要为肝失疏泄，脾失健运，心失所养及脏腑阴阳气血失调。然本证始于肝失条达，疏泄失常，故以气机郁滞不畅为主。早期多为实证，病变主要为气机郁滞，可兼夹湿、痰、食及血瘀等。最终出现气、血、食、湿、痰、热六郁，并相因为病或错杂互见。《素问·玉机真藏论》云："喜大虚则肾气乘矣，怒则肝气乘矣，悲则肺气乘矣，恐则脾气乘矣，忧则心气乘矣。"因此朱丹溪提出："热郁而成痰，痰郁而成瘀，血郁而成症，食郁而成痞满，此必然之理也。又气郁而湿滞，湿滞而成热，热郁而成痰，痰滞而血不行，血滞而食不消化，此六者皆相因而为病者也。"因此认为"气血冲和，万病不生，一有怫郁，诸病生焉"。若病情迁延，肝病传脾，生化乏源，气血不足，或肝病日久，暗耗肝阴，延损及肾精血不足，病变从实转虚，甚则可成虚劳重症，病情多属虚证或虚中夹实证，如尤怡所说："虚劳之人，气血多有郁聚之处，故虽形衰气少，而胁下迫塞，不得左右卧者，虚中有实也。"

第三章 应对抑郁

抑郁常以显著而持久的心境低落为主要特征，被喻为"精神上的感冒"，人的一生可能有很多次这样"精神上的感冒"。比如，人的一生总要面对生、老、病、死，升学、就业、升职，甚至各种各样的突发事件，总会有不同程度的压力，或是经历着难以治愈的伤痛，时间一长就会出现抑郁状态，如果不能及时很好地应对，很容易患上抑郁症。有很多抑郁倾向的人在表面上跟普通人一样生活、工作、学习，但他们闷闷不乐，悲痛欲绝，对任何事物不抱有希望，睡眠和食欲都很差，旁人不易发现。当出现抑郁倾向或是刚刚患上抑郁症了，我们该怎么办？关键在于自我调节。如何通过自我调节，使自己得到放松，释放压力，重新拥有快乐？如何改变不良的生活方式以保障自我调节得以顺利进行？我们将跟您分享一些调节方法，为您的情绪保驾护航。

第一节 常见的自我调节方法

一、心理情绪调控

（一）心理调节

随着社会生活节奏的不断加快，抑郁症已经成为精神类疾病中患病人数最多的一种疾病。他们通常情绪低落，思维迟缓，自我否定，是一种心境障碍综合征，若能自我心理调节，有助于减轻症状，再次拥有美好心情。

1.接纳当下的自己

接纳，是改变的第一步，治愈的第一步！不论是身体疾病还是心理疾病，都是如此。接纳现在的自己是什么样，不排斥自己，不讨厌自己，只有开始学会无条件接受当下的自己，我们才能变得越来越好。

可以通过学习改变自己，使自己不断强大，自信，不自卑，给自己带来真正的安宁，而不是永远期求别人的改变。

2.建立合理目标，降低期望值

抑郁通常是因为压力过大所致，然而有些压力不是来源于外在，而是自己。我们追求完美，对于任何事情都要求精益求精，对人对事都抱有过高的期望，所以，走出抑郁的第一步是要改变自己追求完美的倾向，适当降低期望，学会对生活及自己宽容，有积极乐观的心态。比如，每个孩子都是一朵花，只是花期不同而已，我们要做的就是"静待花开"。花未开时，我们不能对孩子有过高的要求，可以适当地降低要求。降低自我期望值，并不是遇到困难，不去努力奋斗，而是在充分的自我能力评价下，建立合理的奋斗目标，这是提高一个人幸福感的简单技巧。人的一生有无限的期望，在每个期望实现前，都会产生不同程度的痛苦，甚至不幸的感觉。人生就是一个不断实现期望和不断产生新的期望的过程，因而有时候降低期望值或果断地"放弃"一些不切实际的要求，也是获得可靠而又持久的幸福的必要条件。很多时候，我们愤愤不平，以为天下最不幸的人就是自己，感觉自己不幸福，其实，那只是我们把对生活的期望值放得太高了。

3.转移注意力，记录回忆美好事物

当我们的期望值不高，但仍有很多问题导致我们心情不悦时，我们应当保持乐观的心态，学会减压，有意识地把注意力转移到自己平时感兴趣和喜欢的事情上去，或是回忆生活中美好的瞬间，使自己心情愉悦，忘却当下的烦恼，回击糟糕的日子。美好的回忆虽使人感到幸福，但我们不能一直活在回忆里，靠回忆来支撑我们的生活。我们在生活、工作中总会遇到各种各样的困难，有的无法解决，就会逐渐形成无形的压力，压得我们喘不过气，进而怀疑自己的能力，想要放弃。这个时

候，我们应当暂时放松，到户外呼吸新鲜的空气，想着之前遇到的疑难问题，自己当时是如何解决的，以及当时的心情，增加自信心，同时暗示自己能把这个事情做好，距离成功只有一小步。我们总会遇到令我们感动的人或事，或是自己一点点的进步，让我们觉得"我很重要"。我们要把这些事情记录下来，当心情压抑时可以随时翻阅，给我们温暖，缓解压力，鼓励我们前行。

（二）情绪调控

情绪是我们的心灵同外界环境接触而产生的一种感觉。我们的所思所想、所作所为，甚至身体的健康状况，都受情绪支配。平时我们多关注身体的健康问题，很少重视情绪对我们的影响。如果消极的情绪不能得到释放，长时间压抑在体内，身体就会出现各种各样的症状，比如不愿意与人交流，没有食欲，做事无兴趣等，我们只有学会调控自己的情绪，才能不再焦虑抑郁。

1.接纳情绪

对于自己的情绪，我们首先要接纳自己当下的状况，不管外在境况怎样，一切都只不过是我们内心世界的一种投射罢了。悲伤时，我们要接受这种悲伤，不去抗拒它。恐惧时，我们要接受这种恐惧，不去抗拒它。所有让我们感到不安的情绪不要差别对待，就是纯粹地接受它，不抗拒它。这样，所有的不愉快就会在无常的法则中慢慢消散，取而代之的是和谐与安宁。

2.修炼冥想

冥想可以修身养性，不仅可以缓解紧张、压抑、焦虑等负面情绪，还可以提高自我意识，减少心理负担，摆脱困境。冥想，有很多方法，这里所提出的是一种简单的冥想练习。抑郁症患者只需在心中确定一个自己的愿景图，它可以是任何一种主题，以抑郁症患者自身感到平静、放松或是愉悦为准，然后在大脑中去想象实现，越是能集中投入情感在这个愿景图上，效果就越好，反复持续冥想。

3.学会放松

抑郁症患者多数时候都是由于精神长时间处在高度紧张状态，而使得大脑的某些神经功能出现异常引起的。因此平时学会对心情进行自我调节，学会放松心情对于缓解抑郁是有好处的，平时可以适当地看一些搞笑视频或者是幽默故事，开怀大笑可以清洗心中的阴霾。

如果在抑郁的同时也感受到焦虑不安的话，采用放松的方法来调节紧张的身心也是有益的。不同的人可能会选取不同的放松方式，也许是慢慢散步、做做瑜伽，也许是听听舒缓的音乐，还有到大自然中呼吸新鲜空气，感受生命的愉悦。

二、饮食调节

应对抑郁症，除了药物治疗、改变认知和行为模式外，饮食调理也是很重要的。虽然饮食调理对治疗抑郁症不起直接作用，但是可以增强患者的体质。当身体状况得到改善，心理状态也会自然改善。研究结果显示，健康的饮食可以减少抑郁和焦虑。

当大脑缺乏足够的营养时，人对周围的感知力、注意力、反应力、承受压力、调节情绪的能力等都会下降。因为这些能力都是需要细胞参与的复杂任务，如果细胞营养供应不足，就没有动力源，无法正常运作。就像车没有油，就无法开动一样。对于大脑来说，吃进体内的正确的营养物质能够变成大脑化学物质—神经递质的基础。因此，饮食调理可以起到辅助治疗效果。

此外，人的喜怒哀乐与饮食有着密切的关系，有的食品能够使人快乐、安宁，有的食品则使人悲伤、忧愁、焦虑、愤怒，甚至是恐惧和狂躁。食物可以解忧，可以使人得到感官的快乐和心理的慰藉。其原因是：人的大脑中有一种称为血清素的物质，这种物质有助于稳定情绪、解除焦虑。食物使人愉悦，是因为某些食物能促进血清素的分泌，给人带来快乐的情绪，从而把烦恼和忧郁吃掉。

（一）选择能缓解抑郁的食物

（1）深水鱼：研究认为，鱼油中的脂肪酸（Omega-3）可产生如抗抑郁药碳酸锂的类似作用，使人的心理焦虑减轻。海鱼中的脂肪酸（Omega-3）与常用的抗忧郁药有类似作用，能阻断神经传导路径，增强血清素的分泌量。

（2）葡萄柚：葡萄柚不但香味浓郁，更可以净化繁杂思绪，提神醒脑；其所含的丰富维生素C，不仅可以维持红细胞的浓度，增加抵抗力，而且是参与人体制造多巴胺、肾上腺素等兴奋物质的重要成分之一。

（3）樱桃：研究发现，樱桃中有一种叫作花青素的物质，可以减少炎症。专家认为，吃20粒樱桃比吃阿司匹林更有效；有报道指出，长期面对电脑工作的人会有头痛、肌肉酸痛等毛病，也可以吃樱桃来改善状况。

（4）菠菜：菠菜除含有大量铁元素外，还有人体所需的叶酸。人体如果缺乏叶酸，就会导致精神疾病，包括抑郁症和早老性痴呆等。并产生健忘和焦虑等症状。菠菜中除了含有能够增强人体的铁质外，还有丰富的叶酸（维生素B_9）。如果长期叶酸摄入太少，会导致大脑中血清素减少，引起失眠健忘等症状，时间长了就会诱发抑郁症。所以日常生活中常吃菠菜可以预防抑郁症发生。

（5）大蒜：德国一项针对大蒜对降低胆固醇功效的调查问卷发现，吃了大蒜之后，人感觉不易疲倦，焦虑减轻，不容易发怒。

（6）南瓜：南瓜能制造好心情，是因为富含维生素B_6和铁，这两种营养素能帮助身体所储存的血糖转变成葡萄糖，葡萄糖正是脑部唯一的燃料，能帮助人体维持旺盛精力。

（7）低脂牛奶：美国的一项研究发现，让有经前综合征的妇女每日服用1000mg钙片，3个月之后3/4的人都变得不太紧张、暴躁或焦虑。低脂或脱脂牛奶是钙的最佳来源。

（二）选择易于消化的食品

抑郁症患者往往伴有自主神经功能紊乱，或伴有消化系统的功能低下，所以要在加强营养的同时注意食用容易消化的食品，不要徒劳地增加肠胃的负担。尽量少吃或者不吃油炸食品和烧烤类的食物，这些食物也是会出现身体上火症状的，而且会影响肠胃的吸收消化功能，还会因为摄入过多热量而长胖。

少吃加工食品。因为这些食品在加工中不可避免地添加防腐剂，甚至生产卫生不达标，具有高度炎症性，可能导致神经受体的破坏，增加抑郁的可能性。精制糖含量高的食物，如糖果、饼干和果汁等，对血糖含量有破坏性。它们经过高度加工而且不含纤维，向血液中输送糖，导致胰岛素水平急剧上升。血糖水平在短时间内下降，因为这些食物没有营养价值，这通常会引起烦躁、抑郁和焦虑。

（三）饮食禁忌及用餐习惯

1.不要选择辛辣、刺激及咖啡类食品

咖啡因广泛存在于许多食物中，如茶、巧克力、饮料和一些糖果等。咖啡因容易将人引向抑郁，精神不能振奋时喝咖啡和含有咖啡因的饮料，然后就精神十足，所以一旦提不起精神就去喝咖啡，形成对咖啡因的依赖，每次咖啡的作用消退后，便会面临更加严重的疲倦和低落；饮酒在一部分人中也有类似的情况，饮用它们来达到提高情绪的目的，实际上是借用自己身体和精神的能量，精神在短时间内兴奋了，但是这段时间一过，失落和忧伤会再次袭来，还会比以前更为严重。另外，饮用酒类、咖啡等刺激性食品，会显著影响睡眠，进而产生抑郁心情。心情抑郁又反过来影响睡眠，形成恶性循环。

避免吃辛辣和刺激性热性大的食物，因为这些食物很容易导致身体

上火，就会影响患者的情绪。辣椒是性大热、味辛辣的食物，也就是一种大辛大热的刺激性食品，吃完之后极易伤阴动火，而抑郁症患者大多属肝肾阴虚，内火偏旺，所以辣椒尤当忌吃。

2.用餐注意事项

进餐前30分钟不宜用脑过度，否则过多进食会导致情绪波动太大、激动等，餐前宜多进行一些轻松愉快的活动，比如听听音乐、听听相声、看看报纸等。不要在进餐的时候提及一些愤怒或悲伤的话题，这样不仅影响患者情绪，也不利于抑郁症患者的饮食营养，而且还可能导致患者的病情反复。进餐之后，不宜立刻做运动，这样会影响肠胃消化，影响营养物质的吸收，也不利于疾病的康复。咖啡中所含的咖啡因可以改善抑郁症状，但记住，咖啡最好在白天饮用，这样可以提高患者的兴奋度。晚上饮用则会导致失眠，对治疗抑郁症产生负面影响。

三、运动调节

众所周知，运动可以增强体质，促进健康，但是运动除了对躯体健康有一定的促进作用之外，对于心理以及大脑状态都有一定的改善作用，尤其可以改善抑郁、焦虑等心境。

（一）运动的作用

1.运动可以缓解和释放压力

每个人都会遇到来自学习、工作和生活中的压力，如果不能够及时或者很好地释放所承受的巨大压力，就会导致诸如焦虑和抑郁等心理失常。运动可以缓解压力，与体内啡肽效应有关。内啡肽是身体的一种激素，被称为"快乐因子"，它能让人平静。当运动达到一定量时，身体产生的啡肽效应能愉悦神经，甚至可以把压力和不愉快带走。此外，长期充满压力的生活易引起生理、心理疲劳，而运动能使刺激强度得到变换，起到改善、调节脑功能的重要作用。

2.运动可以减轻焦虑

当我们焦虑的时候会出现诸如紧张、烦躁、呼吸困难、心跳加快、浑身冒汗甚至还会伴有胸部疼痛等状态，部分人还会表现出明显的焦虑，严重者还可能会出现幻觉、妄想，甚至可能存在自伤、自杀等行为。

焦虑会影响我们的意识，降低我们大脑的观察力，让我们正常思考变得困难。有证据表明运动能减少焦虑感，通过锻炼能够有效获得对焦虑状态的控制能力，哪怕是只有10分钟的跑步机上的锻炼，也可以立刻平息焦虑或者恐慌的感觉。在生理上，运动能降低肌肉静息张力，可以阻断向大脑传递焦虑的循环过程。不仅如此，运动还产生一些营养脑部的物质，提高大脑的镇静作用。

3.运动可以改善抑郁

抑郁的时候会表现出心境低落、闷闷不乐、悲痛欲绝，让人对一切都感到无力。运动可以促进身体一种叫作"多巴胺"物质更多地分泌，这种物质可以改善情绪，提高幸福感，增强人的注意力，改善行为多动、记忆力不佳以及自身行为控制比较差等状态。有研究表明体育锻炼能够快速提高患者的活力和情绪，但是几个小时后情绪和活力可能会回到原来的水平，所以我们不但要明白一次运动就可以改善我们的情绪，还要记住，只有长期坚持运动，改善情绪的效果才可以保持得更久。

（二）如何进行运动调节

适当锻炼，不宜过度。要充分发挥大脑潜能，必须合理地安排锻炼活动，不使大脑某一半球或某一功能区由于反复单调刺激而承受压力和疲劳，要动静协调、张弛有度，才能有助于提高大脑皮层的综合分析能力，降低身心压力。很多人在心情不好时喜欢通过剧烈运动来调节情绪，以为剧烈运动可以排遣不良情绪。其实剧烈运动对调节情绪并不奏效。因为剧烈运动会加强血液循环，促使大脑神经运动加速，不仅不能缓解心情，反而会加剧情绪的波动及受伤。简单易操作的运动有跳绳、跳操、游泳、散步、打乒乓球、瑜伽等。运动时间可掌握在每天15~20min。人体体力的最高点和最低点受机体"生物钟"的控制，一般在傍晚达到高峰。所以，专家提倡傍晚锻炼，但在晚间时段，要注意运动强度，否则强度过高会使交感神经兴奋，妨碍入睡。

四、穴位保健

抑郁症的主要特征是情绪低落，思维迟缓、言语动作少，生活失去方向，对任何事物提不起兴趣，长此以往，轻则影响患者生活质量，重则轻生，危害很大。抑郁症的治疗主要采用药物治疗，然而长期应用药物易出现不良反应，而中医穴位按摩疗法有利于舒缓身心，对抑郁症有明显作用。通过穴位按摩，可起到调节情志、安心宁神的作用。日常生活中，经常按摩百会、印堂、内关、太冲、合谷等穴位可以缓解抑郁情绪，还可以根据患者伴随症状调整按摩部位，如抑郁症患者伴有头痛，治疗时当以健脑提神为本，在上面提到的穴位基础上加强头部、肩部穴位按摩。如点按揉晴明、攒竹、玉枕、丝竹空、头维及肩井、大椎、风池等穴，能舒筋活血，使脑部气血充盈。

常用穴位具体定位及操作方法如下：

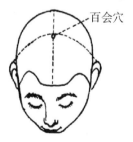

图 3-1　百会穴定位图

1.百会穴

定位：头顶正中心，两耳角直上连线中点，属于督脉（图3-1）。

功效：通达阴阳脉络，连贯周身经络，醒脑开窍；

操作方法：两手中指叠压，按压持续3min。

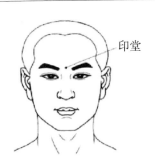

图 3-2　印堂穴定位图

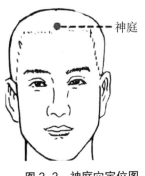

图 3-3　神庭穴定位图

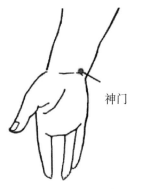

图 3-4　神门穴定位图

2.印堂穴

定位：两眉毛内侧端中间的凹陷中（图3-2）。

功效：醒神开窍

操作方法：中指指腹点按印堂3～5min。

3.神庭穴

定位：在头部，当前发际正中直上0.5寸（图3-3）。

功效：清热散风、镇静安神。

操作方法：中指指腹点按神庭穴3～5min。

4.神门穴

此穴位于手少阴心经，经络所注的经络，是心脏元气流动的原点，可以补虚泻火，养血安神，是治疗抑郁症的重要穴位。用于失眠严重患者。

定位：腕部，腕掌侧横纹尺侧端，尺侧腕屈肌腱的桡侧凹陷处（图3-4）。

功效：补益心气，安神定志。

操作方法：中指指腹点按神门穴3～5min。

5.内关穴

定位：腕掌侧远端横纹上2寸，掌长肌腱与桡侧腕屈肌腱之间，属手厥阴心包经（图3-5）。

功效：安心安神、理气止痛。

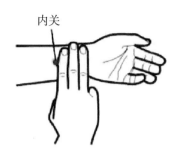

图 3-5　内关穴定位图

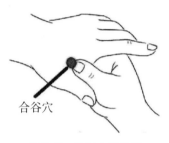

图 3-6　合谷穴定位图

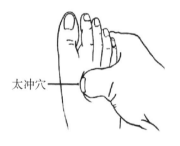

图 3-7　太冲穴定位图

操作方法：拇指指尖按压，每次10~15min，每日2~3次。

6.合谷穴

定位：第2掌骨桡侧的中点处，属阳明大肠经（图3-6）。

功效：通经活络、镇静止痛。

操作方法：拇指按压，每次10min。

7.太冲穴

定位：第1、第2跖骨间，跖骨底结合部前方凹陷中，属足厥阴肝经（图3-7）。

功效：通络止痛、清热利湿。

按摩方法：轻轻按摩4~5min。

五、改善社交

我们日常生活中都会和形形色色的人打交道，良好的人际关系能够满足人对安全感和归属感的需要，使人情绪稳定，精神愉快。如果一个人总是处理不好自己和周围人的关系，那么他就会经常性地遇到各种困难，情绪自然也会不好起来，这种状态如果时间过久也会令人陷入抑郁。而如果我们能够在良好的人际关系中获得到同情、理解、尊重、安慰等心理上的支持，就可以很好地减轻和消除外界环境带给我们的紧张、焦虑、抑郁等负面情绪，所以为了更好地应对抑郁，我们一定不能忽略人际交往的调节，要多交朋友，改善自己的社交关系。

（一）建立良好的人际关系

抑郁症患者常常会感到孤独和无助，因为不擅长与人打交道，他们的人际关系往往也一塌糊涂，而这往往又会使他们的心情更加压抑，从而加重病情，为了避免这种情况的发生，可以参考以下几个应对技巧：

1.事先做好准备，预先自问自答

当你准备发表自己的见解时，可以先给自己预设几个问题，提前给出答案，一旦对方真的这样问，你就按计划回答，这样就可以避免因为毫无准备而产生慌乱。即使是一个成年人，当他无法正常表达时，也会发生歇斯底里的情绪失控。

2.表达要既充分又简洁

生活中我们经常存在的一个误解就是"我以为"。我们说完话，我会以为我把所有东西都讲明白了，其实不然，许多没必要的争执，大多都是来自我们并未彻底表达引起的。所以我们在表达的时候，一定要充分，有些女性认为"我没说你也应该懂"，这样的期望显然有些强人所难。这样会导致你无法把自己的想法顺利表达给对方，进而在自己内心积聚形成巨大的压力。

在前面表达充分的基础上，表达简洁也很重要。有时你觉得你表述的内容很重要，但是可能表述过于冗繁，反而条理不清，令人无法抓住你想表达的主要思想，对方会产生不耐烦的情绪，认为你不可信赖，甚至招来对方的不满和责难，所以你在表达事情的时候尽可能围绕重点，简明扼要地表述出来，必要时可以提前在心中默念一遍。

3.不要过度解读对方的言行

不要总是在心里做"他为什么这样说"之类的揣测，试图寻找对方所有言行的理由是一件只会徒增烦恼且没有任何必要的事情，毕竟很多时候对方的一些表现根本就是没有任何原因的。如果一个人缺乏自信，就会过分注意他人的言谈举止，这种注意不但不会给自己带来任何好处，反而会增加自己内心的不安，将相互的沟通变成一种单向的表达。

4.表达时的态度要平和，不要过于激烈

有些人在公众场合讲话的时候往往会面红耳赤，甚至双手颤抖，这时候可以做一下深呼吸，让自己平静下来，在说话的时候尽量保持平稳的语速，这样有助于让自己放松，也让对方产生舒适感，从而更好地达到交谈的目的。

5.保留正确的交往模式

我们每个人都会有自己习惯的人际交往模式，我们不妨回忆一下，自己的人际交往模式是否正确。如果以前有运用得比较成功的交往模式，不妨用到今后的人际交往中，比如学生时代组织活动、管理社团时建立人际关系的经验，都可以运用到自己的职场工作中，当然前提是要适当地变通。同时也要审视一下自己是否存在交往模式中的不良倾向，建议从审视自己与身边人的关系开始，比如与父母、配偶、子女、好友等的关系。可以回想一下自己平日是否习惯于将焦虑不安、愤怒狂躁的情绪发泄到他们身上，如果是，那么同样也会发泄到其他人身上。接下来你可以尝试努力提醒并克制自己，并把自己的这些负面情绪重新审视一遍，请旁人帮助你反思那些不良的沟通模式，多听听他人的想法有利于你更好地做出决定。

（二）保持重要人际关系的平衡

改善自己的人际关系，无疑是走出抑郁过程中的重要一环，而在这其中，我们又需要将人际关系进行分类，大致可以分为以下三种类型：

第一类：配偶、异性朋友、父母和内心格外看重的亲朋好友。

第二类：普通的亲戚朋友。

第三类：职场中的领导、同事、下属等。

这里第二类和第三类哪一类优先，答案因人而异。但是第一类人际关系的重要性，则是毋庸置疑的。我们在日常生活中的压力与痛苦，很多正是源于我们的第一类的人际关系，故而我们在改善人际关系的时候，核心是把握第一类人际关系。

但是这并不意味着我们就能因此而忽略另外两类人际关系，而是要努力保持这三类关系的平衡。比如很多女性在结婚生子后，整个生活几乎都围绕着丈夫和子女，天长日久，她们就会因此而感到疲惫。再比如有些人因为与恋人分手而感到整个世界都崩塌了，甚至产生了轻生的念头，这都是因为他们的生活中只有第一类人际关系，却忽略了另外两类人际关系。

而有些人则似乎只有第三类人际关系，这类人的生活里多半只有工作，而其余均被忽略。但是一个人过分在意第三类人际关系的话，同样不利于心理健康。也许他们觉得没有什么问题，但是年深月久，蓦然回首的时候，他们会对自己的人生产生疑惑，会问自己"我这一生究竟都做了些什么""忙了一辈子最终却一无所有"这种巨大的空虚感，终究会让他们失去心理上的平衡，等到有一天无法承受，便会落入抑郁的罗网。

总之，三类人际关系的平衡对人格和身心健康有着重大的影响。当我们不能很好地兼顾这三类关系的时候，就会缺少爱的支持，进而情绪也会走进"死胡同"，此时抑郁就很容易乘虚而入了。

（三）别害怕向人倾诉真实感受

抑郁只是一种疾患，而不是一种耻辱。对亲朋好友或者是心理专家说出你内心真实的感受，他们会理解你的痛苦，这样会让你在绝望的时候感到"你不是一个人在战斗"，避免遭受无价值感的折磨。

自己在平时尽可能多和好朋友来往，在情绪不好或遇到困难的时候，不要整天把自己关在家里，要主动把自己不愉快的心事向朋友或家里人诉说，发发牢骚，把肚子里的苦水倒出去，从宣泄中得到解脱。不良的情绪积累多了可能会出现严重的问题，而适当的情绪宣泄有益身心健康。但要注意的是，倾诉的对象必须是自己知心的朋友，而且要有足够的智慧与能量，否则，你会发现对方无力帮你排解忧愁，最终大失所望。

生离死别始终是一个沉重的话题。当亲近之人的噩耗传来时，人们下意识的反应往往是不敢相信，不想相信，首先从心理上予以否认。接下来面对残酷的事实之后，就会本能地产生"受不了了""我也不想活了"等绝望的想法，这时我们就需要找一个分担者，倾诉心底的悲伤，多一个人共同承担，会起到心灵减负的作用，慢慢地，你就会得到治愈。如果独自吞咽痛苦，很容易就会胡思乱想，而如果身边有一个人陪伴你、安慰你，对你说"悲伤很正常"，并且耐心倾听你诉说内心的感受，就会有助于你顺利地处理悲伤。

有很大一部分的抑郁者来源于亲近的人不了解他们的感受而产生的种种误解，这使得他们走出抑郁的路变得更为崎岖坎坷。有的父母认为抑郁是一种"矫情病"，是悲观脆弱，是整天胡思乱想，甚至直接将抑郁等同于精神病等，这使得抑郁者找不到宣泄的出口，加重了他们的自卑和封闭。亲近的人如果不了解抑郁者的真实感受，这种伤害就会一直持续下去，因此让他们了解抑郁者的感受是非常有必要的。抑郁者在情绪困境中，尤其需要有亲近的人来陪伴，这样可以减轻一点他们的孤独感，避免他们在思维的死胡同中越走越远。

（四）要试着踏出与他人建立关系的第一步

有的人在抑郁之后闭门不出，康复后要重返社会，很难一下子就进入职场。因为他一旦在工作中遇到人际关系方面的问题，便很容易对自己产生怀疑，"我还是不行"，从而失去自信，最终又重回抑郁状态。像这种情况，可以先找一些社会服务性的工作作为过渡，这样既可以参加工作，获得一点报酬，又能获得与人沟通交流的机会和经验，慢慢帮助抑郁者提高社会适应能力，重新学会社会交往。在积累了一定的经验之后，就可以真正进入职场，因为此时即便遭遇失败，也会有之前成功的经验鼓励自己，使自己不致丧失自信，很快从失败中站起来，重整旗鼓。

严重孤独者有一种惯性的思维模式，即不敢面对自己、难以与他人建立关系的事实。例如，每当需要与他人商量问题的时候，他们会想"别人肯定不愿为我花时间考虑问题"；但是又不愿说出自己内心的想法，于是就认定了"谁也不愿意搭理我"，进而陷入"索性不要跟任何人接触了，还是自己一个人待着，这样就不会有压力"的错误想法之中。事实上，只要尝试过，即便被拒绝，对人生来说也是一种成长，而这种尝试可以先从找人商量并不重要的事情开始，由浅入深、循序渐进，慢慢建立深厚的人际关系。

在路上和别人不期而遇的时候，可以做出一些善意的举动，比如帮对方提一下手中的重物，请对方喝杯咖啡，友好地闲聊一会儿，不要用没有时间作为自己不去做这些事情的理由。也可以送别人一些小礼物，度假或者出去旅游的时候，不妨多买一些小礼物，不必特意为谁而买，可以随身携带，遇到合适的人的时候送给对方聊表心意。这些小小的善意举动都会不经意间就为你带来了一些良好人际关系的突破。

（五）榜样会带给你坚持的力量

走出抑郁的另一种方法，就是看看和自己有着同样艰难处境的人是如何克服困难的，他们会给你树立良好的榜样，帮你找到坚持下去的力量，这在心理学上是有依据的。情绪是可以"传染"的，比如一个因为抑郁而闭门不出的年轻人，与和他有相似经历而且已经成功走出抑郁的人接触交流，这些人的成功经验会赋予他们信心，进而帮助他们战胜抑郁。

（六）偶尔也需要"减少"人际交往

生活中，我们都曾有过这样的体验，今天本来就心情不好，到了单位后更是事事不顺，好像每个人都在和自己作对似的，结果心情更差了！其实，这就是情绪的"涟漪效应"。事实上，每个人都"想要快乐，不想要不快乐"。所以，当A"追求快乐的心"遭遇B的"心情不好"，A本能的反应就是"讨厌、远离"，表现出来就是"不耐烦"，因为只有这样做，A才能保证他（她）的快乐能实现。那B本来心情不好，想要从别人（包括A）那里得到"快乐"，结果反倒感觉到了"不耐烦"，那结果自然就是心情更加不好了。当一天之中这种情况循环几次，B就要遭遇抑郁了。懂得了情绪的"涟漪效应"，你自然就知道了"为什么祸不单行"。

因此，当你感到抑郁时，你的人际交往的活动就要适当"收一收，停一停""可说可不说的就不说"，以免"抑郁情绪的涟漪越荡越大"。同时，工作和学习也适宜减少一些，须知此刻，最重要的事情是"让自己好受一点"，而不是"把工作和学习做好一点"。"减少人际交往"的建议仅限于日常的人际活动，主要包括学习、工作中的同伴和领导。

第二节　正确认识抗抑郁药物

现在有许多人谈到抗抑郁药物是抗拒的，不愿意应用抗抑郁药物。有些人是害怕自己被贴上"抑郁症"的标签，被人用有色眼镜相看，他们认为被诊断为"抑郁症"，就相当于被认定为"精神病患者"，这对他们是莫大的耻辱，所以不愿意口服药物；有些人是害怕被迫使用抗抑郁药，因此不愿意去看医生；有些人认为这些药物类似于兴奋剂，服用后会上瘾，会降低智力、伤害大脑，因此拒绝用药物来治疗抑郁症。这些都是不对的！

　　首先抑郁症与精神病是有本质区别的，抑郁症是属于情感类精神科疾病的一种，多数是心理障碍所引起的，表现为心情低落、郁郁寡欢、思维迟缓，兴趣下降，活动减少，严重时还会出现自卑以及自杀行为和意图；而精神病多数是言语行为紊乱，思想不受自己意志控制，有可能会出现感觉障碍、情感障碍、思维障碍、感知觉障碍、意识障碍等，有的患者还会出现幻听、妄想等症状。其次，专业医生会根据患者的具体情况来决定是否需要药物治疗，而且在治疗的过程中会尊重患者在治疗中的自我感受，绝不存在"强迫用药"的行为。最后，抗抑郁药与兴奋剂没有关系，也没有依赖性，很难上瘾。相反，倒是有一些抗抑郁药起效后带来的不适会让人有停药的冲动。对于抗抑郁剂是否成瘾的问题，不少患者甚至一些非精神科医生都认为长期服药后会产生成瘾，原因是服用抗抑郁剂一段时间后症状出现好转，但停药后病情反复。实际上，这是对抑郁症病程慢性化、治疗过程中易复发等特点不了解造成的。抑郁症的治疗是需要足够疗程的治疗，一般来说首次急性原发性抑郁发作后急性期治疗需6~8周，巩固期需4~5个月，维持期需6个月~1年，这和药物成瘾而不得不服药完全是两回事。

　　抗抑郁治疗是一个漫长的过程，服药需要长期坚持，并且需要在专科医生的指导下进行，临床上最常见的问题是许多患者面对药品说明书时产生的恐惧心理，明明很安全、疗效相当不错的抗抑郁剂，一旦看了说明书，因其中列举的许多不良反应，甚至"可怕"的不良反应，误认为此药有毒性，自行停药，终止治疗，导致病情的反复。相当多的患者不能坚持服药，能坚持服药的抑郁症患者不到1/3。所以有许多患者主观上不愿意坚持或客观上不小心忘记，导致服药不规律。抗抑郁药物如果不规律服用的话，有可能会影响到抑郁病情的恢复和改善，会导致患者的情绪状况出现严重的波动影响，时间长了之后可能会影响最终的治疗效果。长期服用此类药物的副作用会使患者的依从性变差、易产生耐药性。为了提高患者的依从性，用药时医生要向患者解释必须每日坚持服药的重要性。而病情改善要等到开始治疗后2~3周才能逐渐出现，并且每日可能出现轻微的不良反应，不良反应通常会在7~10天后消失，应强调患者在停药前先征求医生的意见。

无论是门诊患者还是住院患者，口服新型抗抑郁症药物是目前治疗抑郁症的主流方式，服用药物可以在一定程度上有效缓解患者的抑郁症状，但服药后患者会出现疲乏困倦、恶心、口干、头晕、心悸等一些药物不良反应，在初期服药的1~2周时尤为明显，长期服用药物的患者可能会出现体重增加、便秘、排尿困难等症状，这些不良反应可能会影响到患者的生活、学习和工作。以前的抗抑郁药，特别是三环类药物，往往有较大的毒性，甚至可能致死；新开发的抗抑郁药首先要求毒性尽量小，即使超量也不会致死，长期治疗用药后，无蓄积毒性，具有较高的安全性。国家对抗抑郁药的使用进行监管和限制是非常重要的。需要注意的是，判断一种抗抑郁药是否有效，必须遵循专业医生的医嘱，也要尊重患者在治疗中的自我感受，相互配合，互相协作，安全用药，科学用药。

了解上述误区之后，我们会意识到，对于抑郁症其实没有必要讳疾忌医，而且得了抑郁症并不是一件羞于启齿的事情。其责任大部分并不在于我们自身，而是许多因素综合作用的结果。因此，我们不妨正视抑郁症，并且抓住治疗的最佳时机，配合用药，及时反映用药后的疗效和不良反应，这是最佳用药方式。关于药物使用的任何决定都必须跟你的医生和治疗师进行商议，不能不遵医嘱而自我治疗。

第三节　改变不良生活方式

人生不如意，十之八九。每个人的人生都不可能是一帆风顺的，或多或少都会存在低谷期。大多数人在低谷期过后又会再次斗志昂扬，迎接美好的生活。可是也有部分人会从此一蹶不振，由短暂的心情低落变成了长久的抑郁状态。那么如何避免后者的发生呢？

一、培养良好的性格及习惯

印度有句谚语说："播种行为，便收获习惯；播种习惯，便收获性格；播种性格，便收获命运。" 可见性格的重要性。性格影响人们心理的许多方面，如性格影响个体看待事物的方式，影响个体为人处世的方法，也影响个体遇到困难选择解决问题的方法等。因此，性格往往决定了人们遇到问题之后，采取的解决方法是否恰当，产生不良情绪之后是积极寻求帮助还是回避退缩。

性格有缺陷的人往往会把心理刺激过分夸大，产生过度忧郁的反应，或逃避现实，整日酗酒或滥用药物，自欺欺人，使现实困难和忧郁情绪长期存在。如果一个人有良好人格，面对精神刺激会积极寻求外界帮助，从积极的方面去看待自己遇到的困难，由此增强自信。

培养良好的性格和习惯首先要保证心态的平和。人生不会总是一帆风顺，但也不会一直停留在谷底。当你春风得意的时候，要想到有一天会有生活不如意的时候；而当在逆境中挣扎的时候，你要告诉自己总会否极泰来。悲欢离合都是人生的体验，成功时固然欢欣鼓舞，但人生困境也要能够坦然面对，敞开胸怀接受它们，把这些当作人生的一种必然经历和体验就好。无论顺境还是逆境，都要有意识地控制自己的情绪，告诉自己要避免过度亢奋或者过度悲伤，保持冷静，用自己的理智去判断，尽可能做到宠辱不惊。

如果意识到自己的性格是有缺点的，那么改变性格也不是那么容易的，但也并非不可能。首先要客观认识到自己性格方面的缺陷是什么，然后选择良好的性格特征作为自己努力的目标，针对人格方面的弱点、不足之处积极加以改正，在日常生活中积极播种习惯，丰富自己的知识，把握好度，日积月累，才可逐渐完善自己的性格。

二、培养自信

有很大一部分人的抑郁症来源于他的不自信，自信是一种强大的正能量，它能提高处理繁杂问题的实际技能，可有效防止不良刺激对人造成心理上的伤害。

自信的建立绝非一蹴而就的事，可以将目标化整为零，分解为一个个小目标来完成，这对于抑郁者来说，是一个循序渐进的过程。比如你有"社交恐惧症"，当你的恐惧程度达到80％的时候，独自去参加聚会并做出评估，然后离开，当你的恐惧程度达到50％的时候再去参加聚会并做出评估，这就是向前迈进了一大步。下一次你可以提醒自己，只要做了，就会进步，这样你便可以逐渐克服恐惧，直到能够独自出行。当你积累到足够的信心，你就有勇气独自行动，并能应对所处环境。虽然放弃自己远大的目标和理想会让人很难接受，但是必须将长远目标和短期目标分开，这样才能避免压力不断积累使自己濒于崩溃，而每完成一个小目标你就能积累一份自信，毕竟，再远的路也是一步一个脚印走出来的。每完成一个阶段目标，你可以用一些健康和快乐的方式奖励自己，比如预约一次旅游、一次按摩、一场电影或者一顿大餐，这样每一次成功的喜悦才更容易被铭记。

有一部分人的不自信来源于压力太大，同时压力大本身也是导致抑郁的重要因素。纵观许多抑郁症患者的经历，都有在生命中曾经背负沉重压力的时刻。他们无从释放压力，一旦压力大到不能承受时，精神世界最终就会轰然坍塌，整个人都被抑郁压垮。很多人压力大都是因迫切追求完美、不愿接受自己所犯错误而引起的。俗话说"人生不如意的事十之八九"，挫折失意是不可避免的，"万事如意"只是一种美好的愿望和祝福。当自己设定的目标和现实之间存在巨大反差的时候，压力就会产生。当你将目标定得太高而感到疲惫的时候，不妨适当地降低一下；当你做事不顺利的时候，可以试着换一种方法，也许在这个过程中你自然就降低了自己的目标。不要因为完美主义跟自己过不去，没有人能够做到十全十美。如果你是个完美主义者，那么不妨试着想一想，假如做不到完美会怎么样？其实，后果往往不会有想象中的那么严重，就算是工作中犯了错误，在整个人生长河里也不过是一个不起眼的小漩涡。不要过分自责，不要与人攀比，正确评价自己的能力，对生活不要有过高的期望，合理调节自己的抱负和水准，就可以保持乐观的情绪。

生活中，你可以列一个最简洁的清单，那种长长的事无巨细的清单，会给人造成巨大的压力，而且往往拖延很久才能完成。集中精力只做一件事，不要总是试图同时做几件事，那样不但会使自己压力过大，而且还难以集中精力。不妨一次只做一件事，并尽可能地做到最好。减少干扰，可以给自己营造一个安静无干扰的环境。做事情尽力而为，做不完也不要强求。假如我们的身体能够从容自如地应对来自各方面的压力，当然就会保持在一个健康的状态。

三、培养各种爱好

正常人的生活是充实忙碌的，而抑郁症患者的生活是枯燥乏味而又充满焦虑的。所以当我们让生活丰富多彩起来，自然也就减少了每天胡思乱想、伤春悲秋的时间。例如可以培养以下几种爱好：

（一）培养户外的兴趣爱好

在工作之外，闲暇时间一定要有属于自己的兴趣爱好。不管是众人同乐还是自得其乐，只要是对健康有益的爱好就可以。如果没有真正的爱好，那就先试着去培养一些爱好吧。当一个人情绪不好的时候，建议他（她）去做一些自己平时喜欢做的事情，特别是户外的兴趣爱好。一来可以转移自己的注意力，避免自己沉溺在不良事件中难以自拔；二来研究发现，许多户外运动如游泳、慢跑、骑车等有氧运动可以刺激大脑神经递质的分泌，产生令人愉悦的化学物质，从而使人感到快乐，抑郁的情绪自然得到缓解；另外，运动活动过程中还能增强与他人之间的情感交流，从而获得积极的情绪体验。许多花草树木具有令人精神放松的功能，这和绿色给人带来的心理安慰密不可分。

（二）培养艺术爱好

艺术爱好是抑郁症的"救生圈"，因为艺术本身是一种独特的心灵语言，它可以唤醒人内心深处的创造性的生命能量，从而一点一点地驱散抑郁。艺术疗法最早可以追溯到18世纪末，许多国外的心理医生都推荐以绘画的方式来治疗抑郁症。不仅国外很重视艺术疗法，中国古代的人们对此也深有体会，比如练习书法就是其中之一。从医学角度来讲，练习书法能够有效地减轻失眠、缓解焦虑等。虽然"人生七十古来稀"，但是许多著名的大书法家寿命都超过了古稀之年。宋代诗人陆游还曾经写诗："一笑玩笔砚，病体为之轻。"用中医的理论来解释，艺术疗法体现了"形神合一"的观念，即运用"形与神俱全才能身心健康"的原则来帮助抑郁者改善不良状态并走出抑郁。抑郁者通过艺术创作活动表达自己内心深处的情绪，完成自我发现和自我洞察，从而达到治愈作用。

艺术疗法为什么具有如此神奇的疗效？首先用艺术来表达自我，可以不受语言表达的诸多局限，从而更好地表情达意。抑郁者三个月都不愿意说出的秘密可能在一幅画中便会透露出来，能够帮助治疗师快速直达问题的核心，甚至还可以唤起对方长期遗忘的记忆。其次艺术创作过程也是对情绪的一种释放，而且治疗师还可指导抑郁者想象一种积极的意象进行创作，通过这种新意象来取代旧意象，从而完成治愈的过程。通过艺术创作，可以较为安全地触及抑郁者内心深处潜藏的各种情感，比如孤独、恐惧、羞耻、愤怒等，他们可以将其以艺术的形式表现出来，进而使抑郁者接受这些情感，告别痛苦，恢复身心健康。

（三）培养写作爱好

以写日记来消除抑郁，是精神医学专家艾伦·贝克博士在20世纪70年代发明的一种方法，而且已经有数千名患者从中受益。如果你长期保持着写日记的习惯，可能会发现自己很多时候是在遭遇同样的困境。而不做任何记录的话，就容易使自己不断地重蹈覆辙，而自己还全然意识不到。因此，写日记可以避免我们重复作出令自己痛苦的行为。

其方法就是将每天的日常活动记录下来，可以分为4个步骤：首先通过写日记来了解自己每天的时间都花在什么地方？你可以将日记按小时分栏，记录自己醒来之后做的事情，记得将自己做的每件事都写进去。第二步，给自己的日常活动进行打分：可以从"成功"和"快乐"两个方面来评价。你可以将自己感到极为困难的事情挑出来，比如早晨按时起床准备上班，可能这件事对你来讲很困难，但是你这次做到了，即使是比平时晚了一点，你也应该给自己一个表扬，打上"成功"的标记。第三步，解决从日记中发现的问题，并且设法增加能使自己感到"成功"和"快乐"的事情的数量。第四步，制订今后的行动计划。此时你已经比较清楚自己的实际情况了，抑郁的想法不容易再迷惑你，所以你可以根据这些实际情况来做一个今后的行动计划。

（四）培养阅读爱好

随着人们工作和学习节奏的加快，现在已经很少有人保持阅读的习惯了。事实上，当人们阅读优秀的文学作品时，往往会被作品中美好的意境所感染，可以引起人们强烈的美感体验，引发内心的共鸣，唤醒尘封已久的童年记忆，帮助我们联想到开心的往事和美好的事物。这样一来，心理上的压力解脱了，心情也就舒畅了。建议抑郁症患者定期阅读，使自己的胸襟开阔，精神有所寄托，情绪就自然处于积极、稳定、乐观、向上的状态。

除了户外运动和艺术创作、写日记、阅读，工作之余还可以选择唱歌、跳舞、听音乐、看电影、散步、给朋友打电话、打理花园、游泳等活动。给自己安排一些与工作无关的业余活动，结交一些非工作圈内的朋友，也是一种很好的调节。让生活慢下来，用心感受生活，给自己留出休息的时间，也是一味避免抑郁的良药。多安排一些愉快的活动，比如泡个澡放松一下。因为抑郁的人多半会觉得自己没有享受快乐的权利，甚至视享乐为一种罪过，而自己未能很好地完成工作的时候，这种念头会更强烈。可以安排一些可以恢复精神的活动，比如修剪花草、遛狗、散步等。抑郁很多时候会让你感到疲惫不堪而不想活动，此时给自己安排一点日常的小节目，能帮助你恢复精力。寻找一些比较吸引你、能让你专注地投身其中的活动，比如看电影，这样会帮你摆脱沮丧的心情，虽然可能只是暂时有效，但是也不妨一试。可以为自己制订一个日常时间表，抑郁的人往往处于迷茫状态，生活缺少计划。你可以为自己制订一个日常时间表，让自己每天都有事可做。有些人的生活日程过于死板，每天重复着同样的事情，那么可以考虑稍稍调整一下日程，让生活变得更丰富多彩一点。

四、劳逸结合

语录集《菜根谭》中说："人生太闲，则别念窃生；太忙，则真性不现。故士君子不可不抱身心之忧，亦不可不耽风月之趣。"意思是说，人生如果太清闲，各种杂念就容易悄悄滋生；如果太忙碌就会被埋没。所以，有修养的人应注意身心健康，工作之余懂得休闲玩耍之乐趣。工作是永远做不完的，计划也是永远做不完的，想法也是一直会有的，但是人毕竟是生命，不是"永动机"，也需要休息。人生不是百米赛跑，而是充满各种曲折的长途旅程，很多事情都急不得，要把眼光放得长远一些，珍惜当下，劳逸结合，凡事有度，唯有健康快乐地活着才能体验丰富多彩的生活。

（一）休息和工作同样重要

有些人会因为做着自己讨厌的工作而情绪低落，进而陷入抑郁，这是比较常见的现象。但是也有一部分人，他们觉得工作很快乐，即便牺牲休息时间也会拼命工作。虽然他们看起来快乐并充实，但是长期过度地工作会使他们积累疲劳，而抑郁也会在不知不觉中悄然入侵。劳逸结合无疑是预防抑郁极为重要的措施。无论这份工作你是否喜欢，都不要让工作侵占你休息的时间，否则，如果只因为自己高涨的积极性而忽略了休息，那么可能会因为自己不易发觉抑郁而延误治疗，结果就得不偿失了。

要学会留意日常生活中的一些美好瞬间，比如太阳落山时余晖的美丽，比如身边小狗憨态可掬的模样等。很多时候，忽略休息而一味沉醉于工作是过于强烈的事业心和责任感而导致的，因此不必对自己的期望值过高，工作上量力而为，不要勉强自己超负荷运作，符合自己的实际情况就好。工作并不是唯一的人生价值所在！有意识地减轻工作压力，列出一份工作日程，分出哪些可以暂时放弃，哪些可以合作或交由他人完成，哪些必须由自己亲自完成，分出任务的轻重缓急，有所取舍才能减轻工作压力。当然，也不是说能够完成超量的工作是坏事，但是一定要有一个限度，不能无休止地承担接踵而来的工作，否则疲劳度也会"爆表"。如果忙到透不过气，就有意识地给自己放个假，给心放个假，躺在草坪上、山坡上、长椅上、被窝里，听听音乐，看看书。凡是有所成就的人都懂得生活的乐趣，劳逸结合是他们的制胜法宝。

（二）一定要保证拥有完全属于自己的时间

尽管互相关心的人际关系对我们来说非常重要，但有时独处也同等重要。有些女性，尤其是刚有小宝宝的女性，她们没有自己的私人空间，有时连上厕所的时间里都不完全属于自己，只有每天夜深人静的时候，孩子睡着后这个世界才属于自己。这也是产后抑郁高发的一个原因。所以，如果有可能，跟家人沟通一下，每天给自己留出一小段完全属于自己的时间，让自己放松一下，或者思考如何利用这些时间滋养自己。

（三）保持足够的睡眠

良好的睡眠可以在无形中缓解压力，如果某段时间你感觉特别疲惫，压力大到喘不过气来，那么你可以找个机会让自己好好地睡一觉，醒来之后会感到久违的轻松。保证充足的睡眠，就需要我们的生活有规律，建立规律的睡眠时间表，每天保证7~8h的睡眠时间。失眠以及睡眠质量不好是抑郁症患者通常都会存在的问题，每次在睡觉之前可以用热水泡脚，来促进血液循环，改善睡眠；也可以在睡觉之前喝一杯牛奶，提高睡眠质量。尽量做到早睡早起，尤其是不要在半夜或者是睡觉前胡思乱想，也不要在床上工作或看电视等刺激性活动，否则很容易出现一些负面情绪。入睡早一点或者晚一点，都不必过分担心。

抑郁者可能经常会听到这样的话："你总是这样逃避下去并不是办法，无论怎样痛苦都得面对现实。"当我们在遇到麻烦的时候，痛苦和不安对身心的折磨确实是不断增加的，但是随着它渐渐到达巅峰期，这种痛苦感也会慢慢开始走下坡路。就像一个人在痛苦中登顶之后，他会发现"原来最难也不过如此"，然后会慢慢接受并习惯这种感觉，最终战胜这种痛苦，而如果在还没达到峰顶时就开始退缩，那么在心里只会留下一个"果然很可怕"的印象，这种经验会长久地留在我们的内心，并且难以消散。

在这个过程中，你需要不断地重新开始，你可能会在几天后、几周后，或者几个月后失败，但是在第一道关卡就放弃，就等于不给自己机会。当你经受过之前认为自己无法承受的痛苦之后，再度回头来看，其实一切都是可以战胜的。因此，在尤为艰难的时候，我们千万不要放弃意志的最后一点力量。另外，需要注意的一点就是这个过程要循序渐进，避免突然达到忍耐上限而让自己急速退步，产生"再也不要尝试"的想法，那样就适得其反了。

从以上结果可以看出，抑郁症是可以预防的，是可以通过自我调节来进行抵抗的。通过以上预防措施来调节自己的情绪，可以在一定程度上减少自己的消极情绪，避免最终发展成真正的抑郁症。

但是如果您已经是一名抑郁症患者，那么在实施上述调节措施都无效的情况下，不要讳疾忌医，要相信专业人士，心理医生可以帮助您更好地了解抑郁症的症状和原因，制定个性化的治疗计划，并提供必要的支持和指导。

第四章　战胜抑郁——抑郁的规范治疗

抑郁症一旦诊断明确，应尽早接受规范治疗、控制症状、提高临床治愈率，以最大限度地减少病残率和自杀率，防止病情复发。提高患者的生存质量，恢复社会功能，回归正常的工作学习和生活是抑郁症干预的终极目标。抑郁症的治疗方法在临床上主要包括：药物治疗、心理治疗、物理治疗、光照疗法、运动疗法、音乐疗法、中医针灸推拿等。

药物治疗能有效缓解患者的各类抑郁症状，是治疗抑郁症的首选方法。心理治疗应由训练有素的心理治疗师通过专业技能与患者建立治疗关系，帮助患者减轻症状、纠正不良行为方式，促进健全人格的发展，常与药物治疗联合使用。物理治疗包括经颅磁刺激治疗、改良电休克治疗、经颅直流电刺激等，这些都是目前治疗抑郁症的常用手段。光照疗法、运动疗法、音乐疗法、中医针灸推拿等治疗方法也逐步应用于临床，并取得较好疗效。

第一节　抑郁症的药物治疗

抗抑郁药可使抑郁症患者紊乱的大脑神经递质恢复正常，从而有效缓解抑郁心境及伴随的焦虑、躯体症状和认知症状等，缓解情绪低落等抑郁症状，改善食欲、失眠及躯体不适等，还能预防抑郁症的复发。因此，药物治疗在临床上被广泛应用，专科医生会根据患者的精神状况、身体状况、年龄、经济情况，选择适当的药物进行治疗。但抗抑郁药和其他药物一样都有其不良反应，并有其一定的针对性，而且在治疗过程中，要根据患者的具体情况以及对药物反应进行药物剂量的调整和更换，这里具有很强的科学性、时效性，所以家属及患者自己绝不可以盲目自选抗抑郁药进行治疗。并且经过医生的治疗病情好转后，也应该在医生的指导下加减药物，不可以自行减药、停药，这样可能会延误病情，错过最佳的治疗时期，甚至造成不可挽回的后果。抗抑郁药物因作用于神经递质通常在数周内可以改善抑郁症状，从而提升患者的生活动力和治疗信心，为后续的心理治疗和康复打下良好的基础，因此规范的治疗对患者的预后起决定性的作用。

一、抑郁障碍的药物治疗原则

抗抑郁药能有效解除抑郁心境及伴随的焦虑、紧张和躯体症状，有效率为60%~80%，是治疗抑郁症的主要方法。应根据药物自身特点和疾病特点，确定抗抑郁药的治疗原则。

（一）充分评估与监测原则

对诊断、症状及其特点、治疗以及影响药物治疗的躯体状况、患者的主观感受、社会功能、生活质量以及药物经济负担等进行充分的评估；定期应用实验室检查及精神科量表（自评量表和他评量表）进行疗效及耐受性、安全性方面的量化监测。

（二）确定药物治疗时机和原则

对于患者不愿接受药物治疗或专业医务工作者认为不需要治疗干预也可以康复的轻度抑郁障碍患者，通常应该在2周内进一步评估以决定是否用药。中重度抑郁障碍患者应尽早开始药物治疗。

（三）个体化合理用药原则

应根据临床因素对抗抑郁药进行个体化选择。如考虑药物疗效或不同的性别差异选择药物种类。应考虑不同年龄患者的代谢差异并调整药物剂量。对有自杀意念的患者避免一次处方大量药物，以防意外发生。考虑患者既往用药史，优先选择对过去药物疗效满意的药物种类。

（四）抗抑郁药单一使用原则

通常抗抑郁药尽可能单一使用。对难治性病例可以联合用药以增加疗效；伴有精神病性症状的抑郁症，应该采取抗抑郁药和抗精神病药合用的药物治疗方案。

（五）确定起始剂量及剂量调整原则

结合耐受性评估，选择适宜的起始剂量，根据药动学特点制定适宜的药物滴定速度，通常在1~2周内达有效剂量。如果在服用抗抑郁药2周后无明显改善，且药物剂量有上调空间，可以结合患者耐受性评估情况增加药物剂量。对有一定疗效的患者，可以考虑维持相同剂量的抗抑郁药治疗至4周，再根据疗效和耐受性决定是否进行剂量调整。

（六）换药原则

对于依从性好的患者，如果抗抑郁药的剂量达到个体耐受的最大有效剂量或足量至少4周仍无明显疗效，即可确定药物无效并考虑换药。换药并不局限于不同种类之间，也可以在相同种类间进行。如果已经使用2种同类抗抑郁药无效，建议换用不同种类的药物进行治疗。

（七）联合治疗原则

当换药治疗无效时，可考虑2种作用机制不同的抗抑郁药联合使用以增加疗效，一般不主张联用2种以上抗抑郁药，较少证据表明2种以上抗抑郁药联合治疗有效。

（八）停药原则

对再次发作风险低的患者，维持期治疗结束后数周内逐渐停药，如果存在残留症状，最好不停药。应在停药前征求医生的意见。在停止治疗后的2个月内复发风险最高，应在停药期间坚持随访，仔细观察停药反应或复发迹象，需要时可快速回到原有药物的有效治疗剂量进行治疗。

（九）加强宣教原则

治疗前向患者阐明药物治疗方案、药物性质、作用和可能发生的不良反应及对策，争取患者的主动配合，保证治疗的依从性。

（十）治疗共病原则

积极治疗与抑郁发作共病的焦虑障碍、躯体疾病、物质依赖等。

二、抗抑郁药物的常见不良反应

由于个体差异，受不同体质、不同剂量等因素影响，并不是所有人都会产生不良反应表现。对于抗抑郁药物不良反应的介绍是希望大家能够提前知晓药物可能出现的不良反应，以避免不良反应带来的焦虑与恐慌。因此，治疗前应了解药物的性质、作用和可能发生的不良反应，争取患者的主动配合，能按医生的医嘱按时按量服药，治疗期间需密切观察病情变化和不良反应并及时处理。

如果在治疗过程中出现药物不良反应，应该遵照医嘱继续服药，不擅自停药。要慎重对待，详细体会、记录每次服药后的反应，并与医生交流，采用合适的应对措施，如调整用药时间和剂量、换用其他药物、对症治疗等，最终找到安全性与疗效达成最佳的平衡的治疗方案。

抗抑郁药物的不良反应会涉及身体多个系统，包括消化系统（如口干、便秘、恶心、呕吐、腹泻等）、神经系统（如头痛、头晕、震颤、惊厥、失眠等）、心血管系统（如心动过速、心律失常、高血压等）、泌尿生殖系统（排尿困难、性功能障碍等），还会引起其他症状，如视力模糊、多汗、骨质疏松、体重增加等。

三、抑郁症的常用药物治疗

抗抑郁药的作用机制主要是通过抑制脑内5-羟色胺（5-HT）和去甲肾上腺素（NE）的再摄取，或抑制单胺氧化酶活性，减少脑内5-羟色胺、去甲肾上腺素的氧化脱氨降解，从而使脑内5-羟色胺和去甲肾上腺素含量增高，促进突触传递而发挥抗抑郁作用。目前广泛使用的抗抑郁药种类包括选择性5-羟色胺再摄取抑制剂（SSRIs）、5-羟色胺和去甲肾上腺素摄取抑制剂（SNRIs）、去甲肾上腺素和特异性5-羟色胺能抗抑郁药（NaSSAs）等，在国外抑郁障碍药物治疗中作为一线药物选用。我国目前临床用药情况调查显示三环类、四环类的抗抑郁药如阿米替林、氯米帕明、麦普替林等在不少地区作为治疗抑郁症的首选药物。抗抑郁药单药治疗是常用的初始治疗方案，医生会根据患者的具体情况，必要时使用两种甚至多种药物联合治疗。

对于复杂的、难治的抑郁症患者，除了抗抑郁药外可能还会用到其他类药物，如心境稳定剂、抗焦虑药物、抗精神病药物等。其中心境稳定剂主要是为了稳定情绪，可用于抗抑郁治疗的增效治疗，也可以降低转躁的风险。抗焦虑药物主要是用于消除抑郁症患者的紧张、焦虑和恐惧不安等情绪和躯体不适。抗精神病药物分为典型抗精神病药和非典型抗精神病药，其中非典型抗精神病药用于抗抑郁药物增效治疗，并可用于伴有精神病性症状的患者。

抗抑郁剂分如下几大类：

（一）选择性5-羟色胺再摄取抑制剂（SSRIs）

选择性5-羟色胺再摄取抑制剂是目前治疗抑郁症的首选药物。其作用机制为选择性5-羟色胺再摄取抑制，使突触间隙5-羟色胺含量升高而达到目的。所有SSRIs类药物口服吸收良好，具有较好的药代动力学特点，疗效好，不良反应小，服用简便，依从性好。该类品种多达30种，常见的有以下6种。

1.氟西汀（百忧解、优克、奥贝汀）

【临床应用】适用于各种抑郁症的急性期和维持期治疗。尤其适用于患有器质性疾病并伴有抑郁症状及老年期抑郁症。还用于强迫症、恐怖症、抑郁症的焦虑症状、神经性厌食、减肥及戒烟的辅助治疗。

【不良反应】常见的有恶心、头痛、口干、出汗、视物模糊、失眠、焦虑等。可引起性功能障碍。

【注意事项】

（1）对SSRIs过敏者，严重心肝肾病慎用。

（2）禁与单胺氧化酶抑制剂及其他5-羟色胺激活剂合用。停药5周后可换用单胺氧化酶抑制剂。

（3）大剂量可诱发癫痫。

（4）可增高抗精神病药物的血药浓度。

2.帕罗西汀（赛乐特、舒坦罗、乐友）

【临床应用】适应于各种抑郁症，对强迫症、焦虑症、惊恐障碍、慢性疼痛、肥胖和进食障碍、物质依赖等有显著疗效。

【不良反应】口干、恶心、呕吐、食欲下降。其他有失眠、嗜睡、乏力、多汗、性欲减退、头痛、眩晕、震颤、低钠症等。应避免突然中断治疗。个别报道有出血性疾病发生。

【注意事项】

（1）不宜与单胺氧化酶抑制剂（MAOIs）合用。停用2周后才可用单胺氧化酶抑制剂。

（2）肝肾功能不全者慎用。

（3）慎与锂盐和抗癫痫药合用。

（4）停药时逐渐减量，不可突然停药。

3.氟伏沙明（氟伏草胺、兰释）

【临床应用】用于各种抑郁症，尤其自杀企图明显或强迫性神经症的患者。也可用于抑郁症伴有青光眼、前列腺肥大、心脏病的抑郁症病人。

【不良反应】早期：常见恶心、呕吐、嗜睡、便秘、焦虑不安，厌食、震颤、运动减少、疲乏等。偶有血小板减少，继续治疗可消失。

【注意事项】

（1）不宜与单胺氧化酶抑制剂合用。

（2）癫痫、肝肾功能不全者慎用。

（3）与锂盐或色氨酸合用可增强5-羟色胺效应。

4.舍曲林（左洛复、氯苯奈胺）

【临床应用】适应于治疗各种抑郁症，强迫症。也适用于社交障碍，心境恶劣，惊恐发作，性欲倒错，并能预防抑郁症复发。抗组胺及抗胆碱能作用较小，大量服用不良反应较小。有利于老年患者的治疗。

【不良反应】嗜睡、恶心、腹泻、大便不成形、口干、失眠、男性性功能障碍等。偶有直立性低血压、震颤、头晕等。

【注意事项】

（1）不能与单胺氧化酶抑制剂合用。停用2周后才可用单胺氧化酶抑制剂。

（2）对本药过敏者禁用。

（3）妊娠期和哺乳期不宜使用。

5.西酞普兰（喜普妙）

【临床应用】适应于各种抑郁症，尤其适用于老年性抑郁、躯体疾病伴发的抑郁症、老年性痴呆、多发性梗死性痴呆。还可治疗惊恐发作、酒精滥用、强迫症等。

【不良反应】主要有恶心、呕吐、多汗、头痛、睡眠障碍，但较轻微，持续时间短，无镇静作用。

【注意事项】

（1）禁止与单胺氧化酶抑制剂和其他5-羟色胺激活药联用，避免出现5-羟色胺综合征。

（2）服单胺氧化酶抑制剂的患者换用本药需停药14天才可应用。

6.艾司西酞普兰（来士普）

【临床应用】各种类型和不同严重程度的抑郁障碍。

【不良反应】头痛，头晕，失眠，口干，多汗，胃肠道症状，过敏反应，性功能障碍，罕见的有钠低血症，白细胞减少。

（二）5-羟色胺和NE再摄取抑制剂（SNRIs）

5-羟色胺和NE再摄取抑制剂具有5-HT和NE双重摄取抑制作用。不良反应少，疗效与咪帕明相当或更优，起效时间也较快。疗效与剂量成正比。对难治性抑郁症有较好治疗作用。其代表药物主要有文拉法辛，有速释制剂（博乐欣）及缓释制剂（怡诺思）2种。

1.文拉法辛（博乐欣、怡诺思）

【临床应用】适应于各种抑郁症，对重性抑郁及难治性抑郁症、老年性抑郁、伴有焦虑的抑郁症有较好的疗效。

【不良反应】

（1）消化道症状：恶心、口干、厌食、便秘。

（2）性功能障碍：阳痿和射精障碍。

（3）乏力、震颤。

【注意事项】

（1）癫痫患者、严重心肝肾病慎用。

（2）禁止与单胺氧化酶抑制剂和其他5-羟色胺激活药联用，避免出现中枢5-羟色胺综合征。

（3）高血压患者慎用。

（4）服单胺氧化酶抑制剂的患者换用本药需停药14天，才可应用。

2.度洛西汀（欣百达）

【临床应用】用于治疗各种抑郁症。

【不良反应】可出现胃肠道症状，食欲减退，疲乏，出汗增多，视物模糊，失眠，性功能障碍。

【注意事项】禁用于已对知度洛西汀肠溶胶囊或产品中任何非活性成分过敏的患者。禁止与单胺氧化酶抑制剂联用。临床试验显示，度洛西汀有增加瞳孔散大的风险，因此，未经治疗的闭角型（窄角型）青光眼患者应避免使用度洛西汀。

（三）去甲肾上腺素和特异性5-羟色胺能抗抑郁药（NaSSA）

去甲肾上腺素和特异性5-羟色胺能抗抑郁药是近年来开发的具有NE和5-HT双重作用机制的新型抗抑郁药，被称为NE能和特异性5-HT能抗抑郁剂。

米氮平（瑞美隆）

【临床应用】适用于各种抑郁障碍，尤适用于重度抑郁和明显焦虑、激惹及睡眠障碍、自杀倾向、老年性抑郁。起效较快、复发率低于阿米替林。

【不良反应】本药耐受性好，不良反应较少，无明显的抗胆碱能作用和胃肠道症状。对性功能几乎没有影响。常见不良反应为镇静、嗜睡、头晕、疲乏、食欲和体重增加。少数有皮疹、低血压、震颤和水肿，偶有白细胞减少和血小板减少。

【注意事项】

（1）青光眼、癫痫患者、严重心肝肾病，白细胞计数偏低患者慎用。

（2）不能与乙醇、安定和其他抗抑郁药联用。

（3）对本品过敏者禁用。

（4）禁止与单胺氧化酶抑制剂联用。

（四）三环类抗抑郁药（TCA）

三环类抗抑郁药是20世纪50—80年代抑郁症治疗的首选药，因这一类衍生物较多，化学命名较混乱，故统称为三环类抗抑郁药。主要作用机制为突触前阻断去甲肾上腺素、5-羟色胺摄取，使突触间隙去甲肾上腺素和5-羟色胺含量升高，生理功能得以加强，故可提高情绪，振奋精神，从而达到治疗目的。

1.丙咪嗪（咪帕明）

【临床应用】具有较强的抗抑郁作用。主要用于各种抑郁尤以内源性抑郁症疗效较好。但疗效出现较慢，需7~10天，本药对精神分裂症伴发的抑郁状态几乎无效。可使激动和焦虑性抑郁症恶化。亦可用于小儿遗尿症和注意缺陷多动综合征，及治疗关节炎的疼痛、神经痛、大小便失禁、惊恐发作、恐怖状态及强迫症。

【不良反应】可引起口干、多汗、便秘、视力模糊、尿潴留或麻痹性肠梗阻、心律失常或心肌损害，亦可诱发躁狂发作，偶致癫痫发作，偶有白细胞减少。

【注意事项】

（1）青光眼、癫痫患者、严重心肝肾病，以及白细胞计数偏低的患者应当慎用。

（2）不宜与单胺氧化酶抑制剂、抗胆碱药、升压药等同时服用。

（3）本品有致畸作用。

2.阿米替林

【临床应用】适用于各种抑郁症。与电抽搐疗法（ECT）合并应用，对于重症抑郁症可减少电抽搐疗法次数。对抑郁症伴有失眠者效果良好。亦可用于儿童遗尿症、消化道溃疡、紧张性头痛、顽固性呃逆等。

【不良反应】常见有口干、嗜睡、便秘、眩晕、排尿困难、视力模糊、心悸或心律失常。

【注意事项】

（1）癫痫患者、严重心肝肾病患者，以及青光眼、高血压患者应当慎用。

（2）不宜与单胺氧化酶抑制剂、抗胆碱药、升压药等同时服用。

（3）本品有致畸作用，孕妇禁用。

3.多虑平（多噻平凯舒）

【临床应用】具有抗焦虑、抗抑郁、镇静、催眠等作用。适用于各种抑郁症及各类焦虑抑郁状态。对酒精所致精神障碍、神经症也有效。服药后患者感到精神愉快，思维敏捷，睡眠较好。

【不良反应】较丙咪嗪为轻。偶有疲倦、口干、便秘、视力模糊等。

【注意事项】青光眼、排尿困难者忌用。

4.氯丙咪嗪

【临床应用】具有抗焦虑、抗抑郁、抗强迫作用，适应于焦虑症、抑郁症、强迫症。还可治疗慢性疼痛。

【不良反应】头晕、口干、口苦、困倦、乏力、出汗、震颤、视力模糊、直立性低血压、偶有皮肤过敏反应、个别可发生白细胞减少。

【注意事项】

（1）心脏病、肝肾疾病、高龄、青光眼患者慎用。

（2）不宜与单胺氧化酶抑制剂、抗胆碱能药合用。

（3）癫痫患者、孕妇禁用。

5.去甲丙咪嗪（地昔帕明）

【临床应用】适用治疗各种抑郁症，用药1周后显效。

【不良反应】口干厌食、恶心呕吐、倦怠乏力、眩晕、视物模糊、震颤、抽搐、尿频、心动过速、皮疹。

【注意事项】同丙咪嗪。

6.曲咪帕明（三甲丙咪嗪）

【临床应用】其抗抑郁作用与丙咪嗪相似。具有镇静作用，适用于各种抑郁症、慢性疼痛的患者。

【不良反应】困倦、乏力、嗜睡，其他同丙咪嗪。

【注意事项】同丙咪嗪。

7.去甲替林（丙胺环庚烯）

【临床应用】同阿米替林。本品具有较强的精神振奋作用。治疗时可加重焦虑症状。适用于迟缓性抑郁症。

【不良反应】焦虑、心动过速、低血压。其他同阿米替林。

【注意事项】同阿米替林。

8.地美替林

【临床应用】本品起效快，无镇静作用，适用于情感性障碍抑郁症、反应性抑郁、抑郁性神经症及非典型抑郁症。

【不良反应】较轻，可有口干、便秘、排尿困难、尿潴留、直立性低血压、失眠、震颤、惊厥发作。

【注意事项】

（1）心脏病、癫痫、低血压、前列腺肥大慎用。

（2）青光眼、孕妇、哺乳妇女忌用。

（3）不宜与单胺氧化酶抑制剂合用。

9.阿莫沙平（氯氧平、异戊塞平）

【临床应用】本品具有较强的抗抑郁作用、催眠作用、降温作用。主要用于情感障碍的抑郁症，可以改善情绪低落，思维缓慢，言语减少，增进食欲，增进自信心。

【不良反应】口干、口渴、轻度心动过速、直立性低血压，偶有溢乳。大剂量时可发生急性肌张力障碍、静坐不能、类震颤麻痹。个别有粒细胞减少。

【注意事项】老年人、儿童、肝、肾功能障碍者慎用。

10.洛弗咪林

【临床应用】抑制NE的再吸收，疗效同丙咪嗪，抗胆碱能作用较轻。适用于各种抑郁症。

【不良反应】同丙咪嗪。

（五）四环类抗抑郁药

四环类抗抑郁药是NE再摄取抑制剂，其化学结构与三环类不同，抗抑郁作用较三环类抗抑郁药为强，药理作用广，该类药物还有镇静作用和抗焦虑作用。

1.麦普替林（马普替林）

【临床应用】适用于迟发性抑郁症、激越性抑郁症及以焦虑、烦躁为特征的其他抑郁性情绪障碍。尤以内源性抑郁效果较好。本品能提高情绪，缓解焦虑、激动、精神运动阻滞，用药3~4天后可见效。

【不良反应】口干、乏力、视力模糊、睡眠障碍。少数病例有暂时性血压下降和心率过速。大剂量可引起T波倒置及房室传导阻滞。孕妇及哺乳妇女禁用。

【注意事项】

（1）青光眼、前列腺肥大、癫痫、心、肝、肾功能不良者慎用。

（2）不宜与单胺氧化酶抑制剂合用。

（3）本品可降低胍乙啶的降压作用。

2.米安色林（脱尔烦）

【临床应用】具有抗抑郁、镇静、抗焦虑作用。适用于内源性抑郁，反应性抑郁，更年期抑郁，躯体疾病伴发抑郁。还可用于焦虑症、强迫症。能有效地改善抑郁情绪、睡眠障碍、躯体化障碍。用于老年人、儿童、心脏病患者。

【不良反应】口干、嗜睡、关节疼痛、水肿、低血压、抽搐、轻度躁狂。偶有肝功能异常，粒细胞减少。

【注意事项】

（1）不宜与单胺氧化酶抑制合用。

（2）青光眼、排尿困难、癫痫患者慎用。

（3）服药期间避免从事驾驶工作。

除了上述抗抑郁药之外，还有选择NE和多巴胺回收抑制剂（NDRIs）、路优泰等其他抗抑郁剂。抑郁症的患者，绝大多数有失眠症状，而且还有焦虑症状，抑郁和焦虑共病者亦较多。如果单纯抗抑郁治疗效果不佳，可以考虑使用镇静、催眠、抗焦虑药物进行治疗。如苯二氮䓬类的安定、利眠宁、阿普唑仑、劳拉西泮、甲强安定、去氧安定、依替唑仑、凯他唑仑、嗅安定等镇静药物；抗焦虑新药如丁螺环酮等。调整抗抑郁药的数量和剂量需要专科医生的综合评定，切不可私自加减，务必遵医嘱。

第二节　特殊人群抑郁症的用药推荐

一、妊娠期抑郁障碍用药

妊娠期抑郁症多发生在妊娠前3个月和后3个月。前3个月多表现为情绪不稳、低落，早孕反应加重，并有厌食、睡眠习惯改变等；后3个月多表现为持续加重的乏力、睡眠障碍及食欲下降、对胎儿健康及分娩过程过分担忧等。

孕期出现抑郁症的妇女，如果症状较轻，可以只是接受健康教育、支持性心理治疗；如果症状较重，甚至出现轻生想法或行为，可以优先考虑物理治疗，或在医生充分评估下接受抗抑郁药物治疗。

药物对胎儿的安全性目前尚无定论，需谨慎评估获益与风险。是否终止妊娠需要综合考虑孕妇身心状况和胎儿发育情况。建议抑郁症状得到控制后，在孕妇本人参与下，由全家人一起做出决定。

二、产后抑郁障碍用药

在分娩后的第1周，50%~75%的女性出现轻度抑郁症状，10%~15%的产妇患产后抑郁障碍。产后1个月的抑郁障碍发病率3倍于非分娩的妇女。

除了分娩后血中激素的剧烈变化外，心理因素也与产后抑郁症的发生密切相关。婚姻危机、不良的生活事件、缺少家庭支持等均为产后抑郁症发生的危险因素。此外，以往患抑郁障碍史或阳性家族史也是重要的危险因素。

产后抑郁障碍在症状、病程、病期和结局上与其他抑郁障碍相似。轻度至中度的抑郁症状可采取支持性心理治疗。但如持续超过2周，症状越来越重的话应考虑产后抑郁症的诊断。采用心理治疗合并药物治疗。选择性5-羟色胺再摄取抑制剂对治疗产后抑郁症有效，但哺乳女性应慎用。

三、儿童、青少年抑郁障碍用药

青少年时期由于激素水平变化、社会角色变化、学业和工作压力等因素综合作用，身体和心理会发生巨大变化。因此，此时期是发生青少年抑郁症的敏感时期。

青少年抑郁症会表现出情绪不稳、暴躁易怒、乱发脾气、拒绝与人接触、注意力不集中、做事情缺乏动力等。因抗抑郁药物可增加自杀风险，美国食品和药品监督管理局警告，限制儿童、青少年抗抑郁药物的使用。因此，儿童、青少年抑郁症是否使用抗抑郁药物治疗，以及首选哪种抗抑郁药物、抗抑郁药物是否安全等问题一直饱受争议。

目前部分选择性5-羟色胺再摄取抑制剂类药物是治疗儿童青少年抑郁症的首选药，但使用时要注意严密监测病情变化和药物不良反应。有研究发现，抗抑郁药物可能与18岁以下青少年自杀行为（自杀企图和自杀观念）和敌意（攻击性、对抗行为、易怒）有关，因此青少年在使用药物治疗时，应注意监测患者的自杀及冲动征兆，特别是在治疗的第1个月内。美国食品和药品监督管理局指南建议，对接受药物治疗的青少年应严密监测，在开始抗抑郁剂治疗的前4周，每周随访一次，4~8周每2周随访1次，12周以后每月随访1次。

四、老年抑郁障碍用药

老年抑郁障碍除了具备一般抑郁障碍的主要症状外，往往还具备如下特点：疑病症状；焦虑、激越；躯体症状；精神运动性迟滞；妄想；认识损害；自杀倾向。

老年抑郁患者常伴有多脏器的疾病，对抗抑郁剂较敏感，且耐受性差，应从小剂量开始，缓慢增加药物剂量。此外老年患者的肾清除率下降，其剂量应低于成人剂量。老年患者身体功能下降，且常伴一种或多种慢性躯体疾病，如高血压、糖尿病、心脑血管疾病等，选择安全性高、药物相互作用少的药物，老年人更易耐受，服药依从性也更好，有利于长期治疗。

由于老年人对抗抑郁剂的敏感性明显高于青壮年人，治疗老年抑郁症多选择不良反应相对较少、疗效相对较好的抗抑郁药物，如选择性5-羟色胺再摄取抑制剂类药物或其他新型抗抑郁药。三环类抗抑郁剂药物有明显的抗胆碱作用，应谨慎使用，避免产生严重的不良反应。由于老年人对药物的吸收、代谢、排泄等能力较低下，血清药物浓度往往较高，故可能发生严重的不良反应。对老年抑郁障碍的患者要加强饮食护理，增进营养，对伴发的躯体疾病给予恰当的治疗。

老年抑郁症患者在服用药物时，需要注意遵照医嘱逐渐递增至有效剂量，不可随意加减或停用药物，初始剂量一般低于年轻患者，老年人的剂量应为成人剂量的1/3~1/2为宜。还要注意按时复诊，定期检查肝、肾功能，监测血糖、血压、血脂、血药浓度等指标，避免发生药物蓄积及严重不良反应。

特殊人群抑郁障碍的用药方案较普通人群应更为慎重，无论是治疗方案的制订、药物种类及剂量的选择等均经专科医生的综合评定，特殊人群应用抗抑郁药治疗后更应密切检测，严格遵循医嘱。

第三节　抑郁的中医药治疗

今时今日，随着追求"快速"的生活方式，各个年龄阶段的人均面对着不同的压力，如成年人要承担养家糊口的重任；青少年要面对学习、爱情的问题；而老年人也要面临生理衰老与心系后代子孙及家人的压力。故抑郁不分年龄老少、体质强弱，其发病率越来越高，比一般感冒更为常见。中医将郁证分为广义和狭义，广义的郁证是指气机郁滞，气血不和，气机升降失调，当升不升，当降不降，结滞不通而致的疾病。狭义的郁证主要是情志不调、气机阻滞所致，以心情郁闷、情绪易激动、易哭易怒、咽中如有异物梗阻、胸胁胀痛等为主要临床表现的一类病证。西医学主要见于神经衰弱、癔症、抑郁及焦虑症等。

郁证是一个发病率高且难治愈的复杂疾病，中医药治疗能改善患者症状，降低药物不良反应，加强患者依从性，改善患者生活质量等方面有着丰富的临床经验。

一、中医的辨治思路

抑郁症作为一种症状多样的精神类疾病，其发病常不拘泥于一经一脉、一脏一腑，而且易牵及多个脏腑，临床表现错综复杂。总体来说，抑郁症的发病是由内在或外在的因素而引起的脏腑功能紊乱、经脉失养及营卫失和。人的精神活动由神来控制，但是神以气血营卫作为物质基础，气血营卫的生成有赖于脏腑的化生，而其运行离不开沟通表里内外、联络肢节脏腑的生理功能。在这些复杂的环节中，任何一环出现了问题都可能引起机体失调，导致抑郁症的发生。因此临床治疗抑郁症的思路各异，但是都离不开调节经络脏腑功能，使气血恢复充盛状态，最终达到"阴平阳秘，精神乃治"的目的。中医治疗抑郁症的优势在于将心境低落与其他伴随症状视为一个整体，将抑郁症的治疗构建于生物-心理-社会医学模式下。因此在中医临床治疗中，其切入点是丰富多样的，临床治疗不仅可以通过改善抑郁情绪来减轻其他症状的发作，还可以通过改善如纳差、体重下降等消化系统症状或失眠等精神系统症状来缓解患者的抑郁情绪，从而达到标本兼顾的目的。

（一）从调神论治

抑郁症的发病是多样化的，其病变中既有情绪郁郁寡欢的特征，又有身体疲乏不振的现象，因此神的失调在抑郁症的发病过程中起着重要作用。"神"在中医学的内涵是双重的，一方面"神"是广义上的一切生命活动的加和，另一方面"神"在狭义上与人的精神含义相对等。正如周正武在《人身通考·神》中云："神者，阴阳合德之灵也……阳神曰魂，阴神曰魄……意志思虑之类皆神也。"《灵枢·本神》有云："……故生之来谓之精，两精相搏谓之神，随神而往来谓之魂，并精而出入谓之魄。"即将组成生命的原始物质称为"精"，将阴与阳两种属性的"精"相互结合产生的生命活动称为"神"，将"神"主宰的生命活动出现的感知功能称为"魂"，精气出入运动产生的运动功能称为"魄"。心神、脑神、五脏神共同构成了人体之"神"的归属与种类。张锡纯提出："神明之体藏于脑，神明之用发于心。"《黄帝内经》提到："五志为心之所使。""心动则五脏六腑皆摇。"可见脑神负责支配人体一切精神、记忆、思维、情绪等心理活动，是思维情绪的高级中枢，五脏则共同构建了感知判断等行为的低级中枢；而心则通过其主血脉的生理功能统辖五脏，其功能的发挥亦隶属于脑神的功能之下。也就是说，人体的正常情志活动由五脏神协调、心神统辖、脑神调控，三者不仅在生理上相互作用，在病理上也互相影响。张景岳云："至若情志之郁……余辨其三证，庶可无误，盖一曰怒郁，二曰思郁，三曰抑郁。"若七情先伤于肝，则易致气机失调而气滞血瘀，忧及心神，则脑神难免被扰；或肝郁乘脾，脾失健运，气血精微不能上荣，亦可致心神脑神的失养；或病程日久，伤及肾阴，一不能上制心火，二不能濡养脑髓，七情必然失制，总之，当五脏神的功能受到影响，必然会导致脑神心神失于调控，导致抑郁症的产生；相反，若此脑神心神有碍，其统辖五脏之功能亦会遭受其患。因此在治疗过程中应以通达脑气、宁补心神为先，配以益精填髓养心之品入方剂，再随证或疏泄，或补益，或豁痰，或化瘀，则郁解而神宁。

总之，脑神—心神—五脏神是情志活动的信息反馈轴心，其三者并非孤立存在，而是共同调节人体的生命活动和心理活动，因此调神的内涵是丰富的，且在抑郁症的治疗中也存在着重要的意义。

（二）从脏腑论治

抑郁症不能完全等同于中医学的"郁证"，其症状复杂多样，散见于百合病、虚劳、脏躁、梅核气等证中，目前缺乏中医证型诊断的统一标准，但结合中医辨证思路和西医诊断标准来看，抑郁症的症状与心、肝、脾、肾的功能失调相关。赵献可在《医贯·郁病论》中指出，肝脏内寄相火，若木郁则火亦郁，五行相应，下克脾土，上克肺金，损及肾水。岳广欣等认为肝为情志之弱脏，最易受情志所伤。七情伤肝，肝的疏泄功能失调，疏泄不及，则心境低落、抑郁不乐，过极则激越、烦躁、焦虑；肝郁乘脾，脾亦失衡，则疲乏萎靡，自觉思考能力下降；肾与肝藏泄互用，肝郁则肾病，故见性欲减退、阳痿、月经失调。可见，肝气郁结的病机贯穿了抑郁症的整个病理过程，因此中药治疗常用逍遥散或柴胡疏肝散等疏肝理气的方剂随症加减，针灸治疗常选太冲、行间等穴调畅肝经经气，以恢复肝脏主疏泄调情志的功能。

《杂病源流犀烛》云："诸郁……其源本于思虑过深，更兼脏气弱，故六郁之病生矣。"抑郁症病程日久，伤及脾胃，使脾胃运化转输功能减弱，使气血精微不能化生，清阳浊阴不能升降，诸病皆始，迁延难愈。同时，《素问·六节藏象论》也认为脾胃"养五气"而"津液相成，神乃自生"；脾在志为思，同样属于意识思维乃至情志活动的一种。另外，《难经·七十七难》中论述了肝病传脾的病理过程，在抑郁症病程早期治脾可以防止肝病的进一步传化；另一方面五脏六腑、十二经脉、筋骨肌肉的正常功能均有赖于阳明胃气的冲盛，在病程后期精力减退、运动迟滞、思维能力下降等症状会成为改变患者生命质量的首要问题，治脾的重要性不言而喻，因此治疗常用归脾汤等方剂加减以培土开郁。针灸治疗选用足三里、内庭、丰隆、三阴交等穴，既可以补益脾胃气血，又可重复脾胃转输调畅五脏气机的功能，共奏调畅情志之效。

总之，在临床上治疗抑郁症时，应结合患者的症状和病程的长短等因素，辨明主次病位，辨清病性，调整脏腑气血阴阳，使五脏调顺，抑郁得消。

（1）肝郁脾虚证：本证多由肝气郁结，抑脾犯胃，脾胃气机升降失调所致。症见精神抑郁，神情淡漠，悲观压抑，腹胀纳呆，胸胁胀痛，失眠健忘，倦怠乏力，脘痞嗳气，女子月经不调，乳房胀痛，舌淡苔白腻，脉弦。

治疗以疏肝解郁，理气健脾。方宜选逍遥散加减治之。《类经·二十六卷》曰："凡木郁之病，风之属也。其脏应肝胆……其伤在脾胃、在血分。然木喜调畅，故在表者当疏其经，在里者当疏其脏，但使气得通行皆谓之达。"方中柴胡入手足少阳、厥阴经，在经主气，在脏主血，可宣阳气化滞阴，宣畅气血而疏肝解郁；肝木之郁是血少不能养肝或土虚不能升木所致。所以采用白芍、当归以柔肝养血，白术、茯苓、炙甘草健脾益气以"培土解郁"，亦寓有"当先实脾"之意。若肝郁化火而见心烦易怒，口干口苦者可加丹皮、栀子以泻火除烦，兼利三焦。若见胃中嘈杂，嗳腐吞酸，口干口苦，呕吐之肝火泛胃者，可加吴茱萸、黄连以降逆止呕。

（2）痰气交阻证：此证多因情志不舒，忧思不解，导致气机郁滞，脾胃运化失司，水液受纳与传化失常则蕴湿生痰，痰气交阻，上扰心神所致。症见精神抑郁，心烦少寐，惊悸不宁，咽部异物感，恶心欲吐或呕吐，纳差，舌苔白腻或黄厚，脉弦滑。治疗以理气健脾，化痰解郁。方宜选温胆汤加减治疗。用陈皮、半夏理气燥湿，化痰和胃；以茯苓、甘草健脾祛湿化痰安神；竹茹、枳实清热化痰行气解郁，若痰郁化热而见烦躁者，可加黄连、黄芩、瓜蒌清热化痰。湿郁气滞显著且见胸闷、脘痞、嗳气、苔腻者，可加佛手、香附、苍术以理气化湿。若不思饮食，可加莱菔子，神曲以行气消食和胃。

（3）心脾两虚证：本证多由于思虑太过，损伤心脾，脾失健运，气血亏虚，心神失养导致。症见多思善疑，心悸，失眠健忘，善悲伤，面色淡白或萎黄，头晕易惊，腹胀便溏，舌淡苔薄白，脉沉细或细弱。治疗以益气健脾，补血养心。方宜选归脾汤加减治之。此方源于宋代严用和《济生方》，方中以党参、茯苓、白术、甘草、黄芪、生姜、大枣甘温补脾益气；当归性味甘辛温，归肝心脾经，能养血而生血；远志开心气，通肾气而宁心安神；酸枣仁、龙眼肉、茯神性味甘平，可补益心脾，养血安神；木香、神曲可健脾理气和胃，以防益气补血之药滋腻太过，阻滞气机，使脾胃运化失常。若心胸烦闷，情志不畅者，可加郁金、香橼、佛手以理气开郁，兼四肢不温、怕冷者可加杜仲、肉桂。头痛者，可加白蒺藜和川芎以活血祛风止痛。

（4）血瘀阻滞证：此证因情志失调，肝失条达，气机郁结，进而引起五脏气机不和，病久延及血分而致气滞血瘀。症见情志抑郁，烦躁不宁，胸胁、乳房或少腹部胀痛或刺痛，头痛、头晕，部位固定，肢体或冷或麻木感，少寐多梦，妇女月经不调常伴闭经，舌质紫暗，舌苔薄白，脉弦涩。

治以活血化瘀，行气解郁。方宜选王清任在《医林改错》中提到的血府逐瘀汤加减。此方由四逆散合桃红四物汤加牛膝与桔梗而成。方用桃仁、红花、川芎以活血祛瘀；赤芍、当归共奏养血活血之功，四逆散和血行气以疏肝，牛膝通脉祛瘀且引血下行，枳壳、桔梗配伍，一升一降，以发挥宽胸理气之效。亦可随症加减，若瘀痛甚者，加乳香、没药活血止痛，若兼嗳气呕恶，加陈皮、半夏、代赭石化痰散结，降逆和胃。气滞胸闷甚者，可加瓜蒌、薤白以理气宽胸。

（5）阴虚火旺证：此证多因肝郁日久，化火伤阴，累及于肾，或患者素体阳有余，阴不足，以致髓海空虚，心神失养所致症见情绪低落、兴趣减低、悲观绝望、烦躁不堪、精神疲惫、心神不宁、注意力分散、记忆力下降、自汗、盗汗、心烦易怒、失眠多梦、腰酸膝软，舌淡红、苔薄白、脉弦细。治疗以疏肝清热，降火滋阴，方宜选滋水清肝饮加减。此方源自清代高鼓峰的《医宗己任编》。为六味地黄丸加丹栀逍遥丸组成的一个复方。方中六味地黄丸滋阴补肾，壮水制火。以柴胡、栀子、丹皮等共凑清热解郁、疏肝理气之功效。当归、白芍配伍养血滋阴柔肝。此方使肝气得舒，精血得补，故精神乃愈。若兼有食滞腹胀者，可加焦三仙、鸡内金以健脾消食化滞。若见失眠多梦，心烦，遗精之心肾不交者，可加肉桂、黄连（交泰丸）以交通心肾。

（三）从调整经络论治

《灵枢·海论》云："夫十二经脉者，内属于脏腑，外络于肢节。"经络独特的生理功能可以在一定程度上反映机体的病变，因此在抑郁症的诊断中，经络诊察可以发挥一定的作用。我们可以通过某些异常的压痛点或者是经络所循部位的条索、结节来协助诊断与治疗。抑郁症的发病机制复杂，常多经病变，因此应把握整体，调整全身阴阳，通达脏腑气机，使机体恢复阴平阳秘的状态。

在临床治疗抑郁症时，常选用督脉、任脉、膀胱经、胃经、胆经、脾经的腧穴。任督二脉同属奇经八脉。任脉与阴维脉、六阴经相交，为阴脉之海，而督脉总领全身阳气，为阳脉之海，因此任脉与督脉相配可以起到阴中求阳、阳中求阴的作用。足太阳膀胱经上至巅顶，下循肩背，皆为阳位，故张介宾在《类经》中称其"独统阳分"。杨上善在《太素》中云："三阳，太阳也，太阳阳脉在背，管五脏六腑气输，以生身尊比之于天，故为父也。"足阳明胃经为多气多血之经，为十二经脉之首。《灵枢》曾载："是动则病……闻木声则惕然而惊，心欲动……甚则欲上高而歌，弃衣而走。"其证候及主治多涉及神志疾病。此外，《素问·脉解》述"阳明络属于心"，因此足阳明胃经与神志病的关联是紧密的。少阳经处于太阳经及阳明经的中间，有天然的位置作用，可以参与阳气之斡旋，是调节阴阳气机的枢纽。因此，抑郁症的治疗总体涉及多条经脉。

总体来说，抑郁症病性属阴，调和阴阳是必不可少的治则。《类经卷十五》认为，脾主中气，与人体的精气神相关，一旦被抑则气机阻碍，发为忧愁。《素问·六节藏象论》云："此至阴之类，通于土气。"指脾经具有承阳启阴之用，是上下升降的枢纽。五脏虽本身就具有升降气机的功能，但是也离不开中焦对于气机的转输。五脏的精气也有赖于后天水谷精微的滋养，这也是由中焦脾土的运化所主。因此脾胃是五脏气机联系的枢纽、运动的中心，对于神志活动的产生占据重要的地位，可见调畅气机也是治疗抑郁症的关键。

（四）从六经辨证论治

《伤寒论》的主要学术成就之一"六经辨证"指导了后世的中医辨证理论体系，其记载的"善太息""喜悲伤欲哭""但欲寐""欲卧不得卧，欲眠不得眠"等症状与抑郁症的证候类似。抑郁症发作与太阴、少阳、厥阴、少阴密切相关。太阴在脏属脾，脾藏意，主思虑。太阴脾土居中焦，为阴阳气血运行之轴，其气不调，升降之机逆乱，则气上冲胸，扰乱心神；脾土失于运化则寒湿盛于中州，导致一系列太阴寒湿之象，如纳差、胃脘不适、腹痛、腹泻等。且在抑郁症的临床诊疗中常见二阴三阴并病，太阴证常嵌合其中。少阳证与肝胆的关系密切，其病变与脏腑辨证的肝郁气滞证相关。胆主决断，肝主谋虑，因此若肝胆疏泄失常，主谋虑和决断的生理功能也随之失衡，便表现为情绪低落等症状。《伤寒论》认为少阳与胆、三焦相关，少阳经主气机之升降，为少阳枢机。若少阳枢机不利，则"常默默不欲饮食，呕吐，胸胁苦满，但欲卧不能卧"。这与饮食减退、胸闷、失眠等抑郁症证候有相似之处。少阴证与脏腑辨证的肾阳虚衰相关。五脏六腑的阳气皆以肾阳为根本，肾阳不足则肾水无以蒸腾，不能制约心火，因此心神失养，故有心悸失眠、早醒等症状；肾阳不足或阻遏同样导致了脾阳的不足，脾失运化，可见食欲减退、体质量下降、水湿内聚，聚久生痰，上蒙清窍，出现身重头晕的症状；痰饮还可随阳气上逆而出现"奔豚"……可见少阴证与抑郁症的很多症状联系紧密。厥阴有阴尽阳生、极而复返之性，与藏血主疏泄的肝关系密切。厥阴伏寒，寒凝血瘀，使君火不生，则见心境恶劣，郁郁寡欢；血瘀阻碍气机，君火相火升降无序则见情绪低落与焦虑躁动交替发生；厥阴肝经循行于前阴，因此男子常有性欲减退、阳痿等症；肝又为女子先天，故女性患者常出现月经不调甚至闭经等症状。

因此，从六经辨证论治抑郁症时，首先要明确病变的经有哪些，有无存在多经并病的情况。要以调理中焦脾土为本，随症或疏解少阳气机，或温阳固气散寒，或温阳通经祛瘀，灵活辨证治疗。

（五）从营卫论治

《灵枢·营卫生会》篇云："人受气于谷，谷入于胃，以传于肺，五脏六腑，皆以受气，其清者为营，浊者为卫。营在脉中，卫在脉外，营周不休，五十而复大会。阴阳相贯，如环无端。"营气有滋养、灌溉、支持作用，"营气者，化以为血，以荣四末，内注五脏六腑"；卫气有保卫、防御作用，"卫气者，所以温分肉，充皮肤，肥腠理，司开合者也"。

《黄帝内经》认为七情和五神组成了精神活动，其中《素问·阴阳应象大论》云："人有五脏化五气，以生喜怒悲忧恐。"可见主导情感活动的七情由主导认知、意志等活动的五神化生，而此二者皆由脏腑气化产生。五脏的气化离不开营卫的支持，五脏的精气充盈离不开营卫的充养，因此营卫与情志活动密不可分。《素问·举痛论》云："怒则气上，喜则气缓，悲则气消，恐则气下。"情绪的变化迅疾要靠卫气的剽悍滑利特性才能完成。外界的刺激首先作用于官窍，继而迅速由卫气传之于心，心为任物者，将其所感再由卫气传出至各脏腑，脏腑的气化随之变化，不同的心理反应由此产生。而营气精专柔和，行于脉内，五脏六腑的精气充盛和脉道的充盈皆有赖于营气的充足。营气是维护精神活动正常运行的基础。营卫二气从中焦脾胃化生而出，先输于心以充养心气、营养心神，而后再由"肺朝百脉"的生理功能与外来的清气相结合而成宗气，支持脏腑的气化。肝藏血，肾藏精，二者为营卫的藏蓄之所。营卫的运行受肝肾的调节，白昼肝气生发，布散营卫于外，夜晚肾气闭藏，藏蓄营卫于内，从而使人体得以正常的昼精夜暝。《素问·举痛论》云："悲则心系急，肺叶布举，而上焦不通，荣卫不散。"《灵枢·禁服》云："审查卫气，为百病母。"因此过极的情志刺激及他病的病情加重均可引起卫气的郁闭，而起居不慎也易导致气机升降的失常进而使卫气烦劳、运行失序，久而郁闭。因此在从营卫论治时，卫气郁闭是本病的基本病机。卫气郁闭则首先影响气机的布散，脾胃的运化功能如水谷精微的受纳腐熟均受到影响，传导失司，出现脘痞、纳呆等消化系统症状；营卫失序，则出现睡眠障碍；分肉无卫气的温煦，则机体乏力、畏寒；腠理开阖失司，则见自汗盗汗；神机抑遏，则心境抑郁不乐；九窍为营卫出入之道，既受神机调节，又为神机外达之门，卫气受郁可见官窍失于激发，患者反应迟缓，甚则不欲言语。

因此，临床从营卫论治有着重要的意义，针对卫气郁闭的基本病机，桂枝汤等调和营卫的方剂可以起到良好的治疗效果。

二、中医治疗郁证的经验总结

《黄帝内经》中说"悲哀愁忧则心动，心动则五脏六腑皆摇"，五脏六腑功能失调均可导致郁证，五脏六腑表现于外的症状特点，都可为郁证表现于外的见症，因此，郁证在临床上表现复杂多样，又可与内外妇儿、眼耳鼻喉等各科疾病共病出现。同样因郁证为患，每个患者表现却不同，这跟个人脏腑强弱有关，故临证中应强调从本论治，透过现象，抓住本质，在繁杂的症状中分清主次，针对根本病机进行个体化治疗。

（一）理气为治郁之本

本病多由情志失调而致气机郁结所致，气机不畅为其病机关键。《类证治裁·郁症论治》曰："七情内起之郁，始而伤气，继必及血，终乃成劳。"《证治汇补·郁症·总治》云："郁病虽多，皆因气不周流，法当顺气为先，升提为次，至于降火、化痰、消积，犹当分多少治之。"因此本病应注重调畅气机，常选用青皮、陈皮、枳壳、佛手、香橼、白蒺藜、绿萼梅、玫瑰花等药物，其性味平和，理气而不伤阴，使气行则血行，气血流畅，则郁滞自开。

（二）治郁不忘调脾胃

《脾胃论·脾胃虚实传变论》云："五脏皆得胃气乃能通利。"指脾胃居于中焦，心肺在上，肝肾处下，脏腑气机的升降、交通都依赖于中焦脾胃枢机的斡旋作用。而脏腑所受之邪过于中者，中先受之。且本病无论虚或实，都和脾胃有着密不可分的联系。久思伤脾，或肝郁抑脾，脾气亏虚，使脾失健运，则可加重气机郁滞。素体虚弱或脾虚日久，气血生化乏源而不足以养先天，使脏气虚弱，是其发病的内因。正如《脾胃论》云："百病皆由脾胃衰而生。"因此在治疗过程中鼓舞中州，健运脾胃，实为治病求本。脾胃健旺有助于脏腑气血的恢复、气机的升降，则郁证可不攻自解。临床上常用归脾汤，方中配伍党参、茯苓、白术、当归、酸枣仁等药物气血双补，健脾养心，治脾而开郁。

（三）重视老年及妇女抑郁

人到老年，肾精逐渐消耗，脏气衰弱，气血运行受阻，则气滞、血瘀、痰浊等病理产物很容易产生，加上情志不畅，肝郁气滞，思虑太过，脾虚失健，心血暗耗，发病多属于虚证或虚实夹杂之证。因此在治疗老年抑郁时，除祛除诱因外，常加枸杞子、杜仲、续断、桑寄生、女贞子、怀牛膝、当归等补益肝肾，滋阴养血，使精血得补，肝气得舒，精神乃愈。气血为女性之本，其一生之中经历的经、孕、产、乳无不与气血相关。因其对肝血和肾阴的消耗较大，致使阴血偏虚，因此女性常感气有余而血不足。正如《灵枢·五音五味》篇曰："妇女之生，有余之气，不足于血，以其数脱血也。"

（四）在妇科共病郁证中的应用

肝为风木之脏，内寄相火，体阴而用阳，主藏血，司疏泄。具有疏泄气机，调节血液的作用。肝气调达，则脏腑安和，气血津液生化不息。肝血充足，气机冲和，则冲任脉通盛，月事得以时下。女子的经、孕、产、乳均以血为用。故而清·叶天士《临证指南医案·卷九》中有云："女子以肝为先天。"

但女子常处于不足于血，有余于气的先天体质，气有余则易于结聚，血不足则不法承载气，气血运行不畅，滞涩而发为郁证。且绝大多数妇人均具有一定的性格倾向，如清·萧埙《女科经纶·胎前证》中总结："妇人上有舅姑丈夫，事触物忤，不能自决，忧思忿怒，沉郁于中。"自古以来女性由于"善怀而多郁，又性喜偏隘"的性格特点。使得其情绪往往受到压抑，而发为郁证。相较古代女性单一的家庭环境而言，随着现代人文经济水平的大幅进步，女性的社会地位得到不断提高，福祸相依，伴随地位的升高，女性所背负的压力也在不断地增大。这些来自家庭的责任，工作、学习的压力，人际交往中的负担使得现代女性中郁证发病不断攀升，故而无论因妇人的自身生理特点还是外界的社会自然环境，肝失疏泄，气机郁结，致妇科诸病丛生，即清·萧坝在《妇科经纶·月经门》中所云："忧思过度则气结，气结则血亦结。"从而使得临床高发妇科经孕产乳的诸多疢病，如乳痈、乳岩、月经先后不定期、绝经前后诸证、梅核气等病症，故而从肝论治妇科郁证，是治疗上的不变法则。

在诊治这类肝失疏泄，气机郁结的女性郁证患者，常常结合妇人特有的有余于气，不足于血的体质特点。遵明·虞抟《医学正传·诸气》中"妇人宜调其血以耗其气，男子宜调其气以养其血"的治疗思路。且根据"肝阴易亏，肝阳易亢"的脏腑生理特点，宗叶天士"治用、治体、治阳明三法"，妇人郁证当养肝体理肝用、配合调理脾胃来进行治疗。清·傅山《傅青主女科》有云："逍遥散最能解肝之郁与逆。"逍遥散中以当归、白芍养血平肝；茯苓、白术、甘草和中培土；柴胡、薄荷疏肝解郁；陈皮、生姜暖振胃气，实为治肝、治脾、治阳明的典范。故而在妇科郁证的诊疗过程中，常从上述医家学术思想，选用逍遥散或加味逍遥散为基础方药进行化裁。气顺血和，脾胃运化正常，则脏腑安和，气血生化源源不竭。肾为"先天之本"。明·张景岳《景岳全书·传忠录》有云："五脏之阴气，非此不能滋；五脏之阳气，非此不能发。"清·傅山《傅青主女科·调经》有云："经水出诸肾，肾水足则月经多，肾水少则月经少。""经水出诸肾，而肝为肾之子，肝郁则肾亦郁矣。"可见肾脏对于女子经孕胎产亦十分重要。在诊治妇科病症的过程中，亦不忘在理肝基础上，配合补肾固本培元。对于妇科病症而言，肾一般无表证，无实证。其病变多为虚证，可以阴虚为主、可以阳虚为主、亦可如部分绝经前后诸证的患者一样，表现为具有滋养作用的肾阴和具有温煦作用的肾阳，两者在功能方面共同衰退，即阴阳两虚。对于妇科病症从肾论治，不是泻其有余，而是补其不足，通过调阴阳的偏颇，而达到培元固本的目的。本着"虚则补之"的治疗方法，应在临床实践过程中将张景岳"善补阳者，必于阴中求阳；善补阴者，必与阳中求阴"的学术思想发挥得淋漓尽致。在具体选方用药时，用甘味以补之，不仅对于肾阴阳两虚的患者，能够做到甘温益气以温养与甘润壮水以滋养并举，温而不燥，寒而不滞，对于肾阳虚的患者，亦不忘在甘润之药滋阴以降火的基础上，还略加以补阳药，补阳以配阴，以求阴得阳升而泉源不竭。可选用六味地黄丸（熟地、山药、山茱萸、泽泻、茯苓、牡丹皮）滋补肝肾；二仙汤（仙茅、淫羊藿、当归、巴戟天等）温肾阳，补肾精，泻肾火，调冲任；二至丸（女贞子，墨旱莲）补益肝肾，滋阴止血；还可选用鹿茸、菟丝子、沙苑子、补骨脂、杜仲之品。应用菟丝子、女贞子、枸杞子、淫羊藿、鹿角霜、补骨脂等品以补益冲任，适当加以生地黄、阿胶等补益阴血之品。

更提倡情志病，情志医，在诊治疾病的过程中，应去安慰患者。并根据《素问·阴阳应象大论》及《素问·五运行大论》中"忧伤肺，喜胜忧""恐伤肾，思胜恐"等情志相胜理论，在应用疏肝解郁药物诊治疾病外，还应悉心地与患者交流，苦其所苦，宽之以情。对于很多罹患妇科肿瘤感到悲伤绝望的患者，往往应用"喜胜悲"，指导患者用快乐的心态，去发现生活的美好，感受家庭、友人和医生的支持，用积极向上的态度去面对生活的不顺，从而克制原来的不良情绪所致的情绪障碍及相关躯体疾病。对于精神过于紧张的学生患者，往往要应用"思胜恐"指导患者，要理性地认识问题，认真地思索问题，从而战胜对事物的恐惧。

（五）在肠易激综合征共病郁证的治疗

随着我国经济的迅猛发展，生活节奏的不断加快，社会竞争压力攀升及人际关系紧张，肠易激综合征在我国的发病率不断增加，已成为临床诊疗过程中十分常见的一种疾病。临床主要以腹痛或腹部不适伴排便习惯改变为临床症状的一组肠功能障碍性疾病，目前肠易激综合征的病因及发病机制虽然尚不明确，部分研究表明其发生与内脏机制、情感状态、食物、神经性激素等有关。鉴于临床上相当比例的肠易激综合征患者同时存在焦虑、抑郁等精神症状，目前关于肠易激综合征的研究，主要从心身医学方面对其探讨，认为肠易激综合征的身心症状的产生，是由身体和精神相互作用的结果，正常情况下心身原本一体，但当个人的欲求和情绪活动不能得到正常的疏泄，不满、不安、紧张、压抑、忧郁、焦躁等情绪活动，通过生理反应暗示或身心相互作用等条件反射储存下来，然后又与个人的体质因素、性格倾向、不健康的生活习惯等相互作用，使身心症状得以产生，并通过身体疾患的神经症状形式表现出来。症状出现在消化系统就出现了此类肠易激综合征。

中医学中并无肠易激综合征的概念。考虑患者的症状主要以排便习惯改变为主，或可表现为腹泻，腹痛，或可表现为便秘，故可大致归属于中医学中泄泻、便秘等范畴，且此病的发生发展过程中常与情绪失调有关，故应中西医综合性地从腹泻共病郁证、便秘共病郁证角度认识和理解肠易激综合征的诊治。现代医学中将肠易激综合征归属为心身疾病是非常正确的。中医学和现代医学在从心身角度认识理解肠易激综合征的病因病机方面得到了统一。《素问·六微旨大论》有云："出入废，则神机化灭；升降息，则气立孤危。故非出入，则无以生、长、壮、老、已；非升降，则无以生、长、化、收、藏。"气机的升降出入是人体气化的基本形式，在消化系统表现为纳食化谷，升清降浊，概括了食物消化吸收排泄的整个过程。然正如元·朱丹溪《丹溪心法·六郁五十二》云："气血冲和，万病不生，一有怫郁，诸病生焉，故人身诸病，多生于郁。"《素问·举痛论》云："百病生于气也，怒则气上，喜则气缓，悲则气消，恐则气下，惊则气乱，思则气结。"若喜怒忧思悲恐惊等情绪变化，过于强烈或持续时间过久，则可导致气滞不行或升降出入失常。肝气郁结，横逆侮脾或忧愁思虑致脾气郁结，一方面清阳不升，浊阴不降；气机不畅，脉络不通，不通则痛引起腹痛；从而出现腹痛、腹胀、腹泻症状。另一方面，气血化源不足，心神失于濡养，而出现心中懊恼、郁郁寡欢等神志变化。且通常因患者情志过激，思虑过度时，其负面情绪不能得到积极的疏导及转移，则多会过度体察自身身体状态，当其发现自己因肝脾失和，传导失职，肠腑运化失灵，致大便或溏或干时，而加重情志因素负面刺激，致使气机不畅加剧，从而产生身心疾病的恶性循环。此为从中医学角度对肠易激综合征作为一种身心疾病的认识。

　　大多数因肠易激综合征就诊的患者，多为青壮年白领，考其病因或因工作压力过大，生活不规律，或因车祸或家庭成员变故等应激性生活事件发生，或因长期存在焦虑、抑郁等心理障碍等而发为本病。尽管现代医学认为因女性的性别特征较易产生情绪波动而发生本病。但是纵观门诊来诊患者，男性肠易激患者亦不少见。且男性患者往往较之女性患者，症状更重，治疗更为棘手。结合现代医学的研究，对于男性患者的发病，其外在因素，可能与男性承担的社会、家庭义务责任、工作压力、社交应酬较多有关。考其内在因素，结合男性患者多平素畏寒肢冷、手足不温、精神不振等一派阳虚之象，故肾阳不足，火不暖土。

　　明·张景岳《景岳全书·杂病谟》有云："凡遇怒气便作泄泻者，必先怒时挟食，致伤脾胃……盖以肝木克土，脾气受伤使然。"明·吴昆《医方考·泄泻门》有云："泻责之脾，痛责之肝，肝责之实，脾责之虚，脾虚肝实故令痛泻。"清·叶天士《临证指南医案》有云："肝病必犯土，是侮其所胜也，克脾则腹胀，便或溏或不爽。"故治疗上应以疏肝理气，肝脾同调为治疗方法。肝气疏、气机畅、脾运健、肝脾调，则诸证消。用药上取丹栀逍遥散、补中益气汤之意，以丹皮、栀子清肝泻火；以黄芪、白术、党参等品，补气健脾而防木乘；升提中气，以恢复中焦升降之常。且常配郁金、香附、川楝子之品，以增疏肝解郁、宣畅气机、理气止痛之功。临证上"痛泄"症状明显的，不忘取痛泻要方之品；脾虚明显的，不忘取参苓白术散之品；中焦虚寒较盛的，不忘取理中丸之品。菟丝子、女贞子、沙苑子、巴戟天、锁阳之品可以调节性激素的释放。故根据现代医学肠易激综合征与性激素水平相关的研究，结合患者病情特点，给予患者上述药物，从而对病症进行综合调理治疗。

此外，对于肠易激综合征这种心身疾病，除应用药物治疗帮助患者调节情志、理畅气机外，在临床实践中应十分重视心理疏导治疗，常在与患者建立良好的医患关系，取得患者的信任后，与患者耐心交谈，了解患者精神负担，对患者进行安抚性谈话，适当的顺应患者意愿，嘱患者减轻或放下思想包袱，消除不必要的紧张，从而帮助患者正确面对精神心理问题。并且运动有助于脾胃的运化，如患者能够根据个人身体状态，适当参加体育活动，微微汗出，可帮助畅达气机、愉悦身心，这对肠易激综合征的治疗是十分有益的，故而常鼓励患者进行快走、慢跑等运动。

（六）在高脂血症共病郁证中的应用

现代医学认为脂质代谢紊乱的发生，除与摄食成分密切相关外，与个体神经、体液调节更密切相关，而神经、体液的调节则易受情绪波动的影响。文献研究显示，具有A型行为模式的人（A型人格的勇往直前、急性子，喜欢在富有竞争性的工作中取得成就，往往会表现出缺乏耐心、急躁和愤怒），他们较易受到外界环境影响而诱发不稳定情绪、性格急躁易怒、有较强的胜负心、对待身边人和事物缺乏耐心、易怀有戒心或敌意、做事效率较高，较易罹患高脂血症。国内外学者认为这使得人长期处于心理、生理上的紧张状态，打破了体内的相对平衡。人体为了维持新的平衡，就必须做出一系列反应，导致交感—肾上腺髓质系统和垂体—肾上腺皮质系统的功能亢进，释放过量的儿茶酚胺，最终造成促使甘油三酯、胆固醇等增高的影响。

在中医学中并无脂质代谢紊乱的说法，但其现象本质类似于中医学中"膏脂""脂浊"的概念，病理上属于"痰""瘀"范畴。医学中的 A 型行为模式，其属于郁证的具体表现形式而已。A型行为模式的人，因其争强好胜、情绪激动、紧张的脾气秉性，总体属于中医"怒"的范畴。"怒伤肝"，常使得肝脏疏泄调畅气机失常，而脾胃对饮食水谷的受纳腐熟、吸收运化有赖于肝疏泄功能的正常，若肝失疏泄，全身气机不调，精微物质不能正常地输布全身，最终导致变为脂浊，且肝气郁滞，易化火，肝木克土，易生痰，痰浊留滞体内，最终发为膏脂之疾。

且纵观郁证患者，其心理调节能力差，自知罹患器质性疾病后，心理负担增多，加重气机的郁滞，以致津液积聚，凝结为痰，从而成为恶性循环。故对于此类患者，诊治上除了叮嘱患者调节饮食结构，清淡健康饮食，长期、适度而有规律地进行体育锻炼外，更应重视对患者情绪的调节，嘱患者尽量减少不必要的紧张情绪，减少情绪方面的应激，通过转移、控制、释放等方法，有意识地调整自己的行为方式，培养积极、快乐的心态，从而达到医治心身疾病的目的。脾胃为生痰之源，治痰不治脾胃，非其治也。膏脂痰浊是津液留滞而成，津液的输布有赖于气机的正常宣通。气顺一身之津液亦随气而顺。故而选方用药方面选用：参苓白术散、二陈汤、柴胡疏肝散等方药加减化裁，以达到疏肝解郁、健脾化痰的目的，从而使气顺一身之津液亦随气而顺，痰瘀去则不行之气亦行。并结合高脂血症患者，其大多血液黏滞，运行缓慢，故用药上，稍加丹参、川芎、当归、桃仁、红花等活血之品，以疏通血脉，加快血液运行，从而促进血液内沉积及新生的膏脂运行和排出体外。

三、抑郁的特色防治方法

抑郁症是一种严重的心理健康问题，影响着全球数百万人的生活质量。在寻求治疗抑郁症的途径中，中医药凭借其独特的理论和治疗方法，逐渐受到了广泛关注。中医药学认为，抑郁症的发生与人体脏腑功能失调、气血不和、阴阳失衡等因素有关。因此，中医药治疗抑郁症时，注重从整体出发，调整人体内部环境，达到治疗疾病的目的。

接下来将介绍中医药在防治抑郁症方面的特色方法，以期为广大患者提供更多元化、个性化的治疗选择。

（一）中药治疗

中医药治疗抑郁症具有其独特的优势，中医药学可通过望、闻、问、切的四诊方法，辨证施治，针对抑郁症患者的具体病情，开具个性化的中药汤剂。旨在调整患者的脏腑功能，缓解抑郁症状。

1.病机特点

郁证本身的病机核心是气机不畅，其转归易于化火，其与虚证之间互为因果，可以相互转化，且临证常见各种郁证兼夹为病。

（1）气机不畅：正如前文所论述，"郁"就其内涵而言，主要与气机运行失畅有关，即当行者不得行，当升者不得升，当降者不得降，当出者不得出，当入者不得入，当变化者不得变化，是一种以"结聚而不得发越""抑而不通"为特征的状态。具体到人体的疾病状态即为郁证，其病机特点必然是人体气机不畅。人体气机调畅是维持健康的必要条件，升降出入是其基本形式，"出入废则神机化灭，升降息则气立孤危"，人体的生理活动，如人与天地自然之气的交换，脏腑之间的生克制化，精微物质的流布代谢，正气对病邪的抵御驱逐都依赖气机的升降出入。病邪侵入人体之后，气机首先受到影响，在阴阳气血之中，气机受病最早，其受病机会也最多。绝大多数疾病的病变在于气，或不离于气。以气血相对而言，人身之病，其在气者十占七八，其在血者十仅二三。气病有不影响血者，而血病每关乎气，人体气机的升降出入虽然是诸多脏腑功能的反映，也是由诸多脏腑功能所维持的，但其中肝胆和脾胃的功能尤其重要，肝胆是人体气机出入的枢纽，脾胃是人体气机升降的枢纽。脾主升，胃主降，胆气出，肝气入，肝胆脾胃气机升降失常则一身之气皆有可能受到影响，反过来，肝胆脾胃的枢纽作用也常常受到四脏以外脏腑病变的影响，故善治郁者重视调气，善调气者重视调畅肝胆之气和脾胃之气。

（2）久郁化火：郁则气滞，气滞久必化热，初在气分，久则入血分而成郁劳沉疴。脏腑经络气机升降出入失司，出现闭而不通或通而不畅，气血运行受阻，郁而化火则成郁热或郁火。此火热是在气机郁滞的基础上，由气血或邪气蕴蓄于里所致之热与怫郁之气相合而成，与一般的火热证不同。治疗当以升散、透达、疏导、宣通为主，使气得条达，则郁热自解，不可以清热为主。湿郁日久化热化火，与湿交蒸成湿热之病，必先通利气机，气行则水行，湿从水化而热易除，故湿热郁积应注重行气。

（3）虚郁互化：①因郁致虚，人体气机升降出入失常过久，痰饮瘀血等在体内停留，必然耗损人体精血，导致脏腑功能失常，气血津液生化乏源，郁积不去，新血不生，均可造成虚损病证。郁为燥邪，故常导致肺气失宣，影响全身气机的正常运动。六郁日久，中焦不能运化，甚者可致精血干涸，肌肉消瘦，骨蒸潮热，女子经闭，乳岩瘰疬等，而成郁劳。此虚证尤不受补，愈补愈郁，当先开郁，则气血自能渐渐化生。如温疫误补，正气被疫邪郁久，气血日受消灼，愈瘦愈补，愈补愈郁，"循环不已，乃至骨立而毙"。②因虚致郁 阳气虚弱不足以推动气血运行，或阴血亏虚致脉道不利而郁者皆为因虚致郁。脏腑功能虚弱，导致脏腑气机不利，相应经络之气运行不畅，或导致痰饮水湿等实邪郁积，或影响机体的精神情志活动而郁者亦为因虚致郁。治疗不能徒用消散，阴阳虚损者应兼补阴阳，脏腑虚弱者应调补脏腑，经络不畅者应疏通经络，兼夹实邪者先祛其邪，情志不调者兼畅其情志，解郁之法才能获效。郁可致虚，虚又可致郁，二者常相互转化，最后形成愈虚愈郁，愈郁愈虚的局面。故治疗时应疏畅气机与扶助正气兼顾，才能解决因郁致虚，因虚增郁的矛盾。

（4）诸郁兼夹：郁证的核心病机为气机不畅，决定了其在疾病过程中经常出现诸郁兼夹的情况，因为全身的气机升降出入必定是相互影响的，脏腑之气郁滞必然会影响其所关联的经络之气的运行，情志之郁可以导致脏腑之郁，而脏腑之郁又会加重情志之郁，日久则诸郁兼夹难分。气血津液之郁也是一个逐渐发展的过程，容易相兼。六气又可相互兼夹致郁，如寒湿相郁，荣卫不能开发灌注全身而成偏枯。可见诸郁既可在导致疾病发生的病因方面相互兼夹，又可以在疾病过程的病位方面相互兼夹，故治疗时应该多方面考虑。

2.辨证要点

（1）辨病位：辨别受病脏腑之标本主次。若症见精神抑郁，胸胁不舒，喜叹息者，病位主要在肝；若兼愁思忧虑，不思饮食，神疲乏力，则病位在脾；若症见心悸胆怯，坐立不安，食少甘味，烦闷难眠，则病位在肝与心，以心为主。

（2）辨病性：若症见胁痛胸闷善叹息，甚则嗳气，腹胀气攻者，病变以气滞为主；面色黧黑阴郁，胁部刺痛且固定不移，舌紫暗或有瘀斑者，属血瘀内阻；若症见烦躁易怒，口干苦，或目赤者，病性属火；若症见头昏沉思睡，胸闷痞塞，身重懒言者，病性属痰湿。上述诸证均属实证。筋惕肉𣊏、头晕目干、神疲健忘、神形恍惚诸症，病性属阴血虚；若症见忧思多虑，气短懒言，食欲不振，少寐健忘，或心悸胆怯等，则病性属气虚、血虚。

3.治疗原则

中医认为抑郁症的病机主要为气机郁滞，治疗当以疏通气机为主。根据受病脏腑虚实，或以祛实或以补虚，或以调和升降气机等，皆为疏通气机之法，非疏肝解郁一法可总括。同时应当注重精神心理疗法。用药勿过辛苦燥，以免伤阴耗气。

4.分型论治

（1）肝气郁结证：若患者表现为精神抑郁，情绪不宁，善叹息；胸闷，少腹或胁肋胀痛，脘痞嗳气；妇女月经不调，经前乳胀，腹痛，苔薄白，脉弦。此类症状应当辨证为肝气郁结证，方药可选用柴胡疏肝散，其药物组成包括：柴胡、香附、川芎、白芍、陈皮、枳壳、炙甘草等。对于肝气郁结证患者，临证用药宜遵循《素问·脏气法时论》"辛以散之，甘以缓之，酸以收之"之法则，注意理气而不耗气，不耗伤肝之阴血。因肝主疏泄，性喜条达，其经脉布胁肋循少腹。若情志不遂，木失条达，则致肝气郁结，经气不利，故见胁肋疼痛，胸闷，脘腹胀满；肝失疏泄，则情志抑郁易怒，善太息；脉弦为肝郁不舒之征。遵《黄帝内经》"木郁达之"之旨，治宜疏肝理气之法。方中柴胡功能疏肝解郁，用以为君。香附理气疏肝而止痛，川芎活血行气以止痛，二药相合，助柴胡以解肝经之郁滞，并增行气活血止痛之效，共为臣药。陈皮、枳壳理气行滞，芍药、甘草养血柔肝，缓急止痛，均为佐药。甘草调和诸药，为使药。诸药相合，共奏疏肝行气、活血止痛之功。

临床上可以根据不同的兼症进行加减用药，若胁肋疼痛较甚者，酌加当归、郁金、乌药等以增强行气活血之力；若肝郁化火，口渴脉象弦数者，酌加山栀子、黄芩、川楝子等以清肝泻火；在原方基础上酌情选加旋覆花、郁金、青皮、佛手，绿萼梅等，以助解郁；若嗳气频多，加旋覆花、代赭石、陈皮、半夏，以平肝和胃降逆；若胸胁刺痛或板痛，舌暗或有紫斑瘀点，加延胡索、川楝子、桃仁、当归须、旋覆花、郁金、降香、赤芍、红花、制乳香、制没药，以活血通络止痛；若妇女经血瘀滞，经前乳胀腹痛，加当归、丹参、桃仁、川芎、牡丹皮、红花、延胡索、益母草等，活血调经；吞酸烧心较重者，可加吴茱萸、黄连；脘腹痞胀，肠鸣者，可加炒白术、茯苓；食滞腹胀者，可加神曲、山楂、炒麦芽等；女子月事不调，舌暗，脉弦涩者，可加当归、桃仁、红花；经前乳胀可加当归、橘叶。

（2）肝郁化火证：若患者表现为性情急躁易怒，伴有头痛、目赤、头部烘热、呕恶吞酸、口苦、口干、便结、胸闷、胁胀，舌红苔黄、脉弦数等症状，应当辨证为肝郁化火证，方药可选用丹栀逍遥散，主要组成包括：柴胡、当归、白芍、白术、茯苓、炙甘草、煨姜、牡丹皮、栀子、薄荷等。中医认为肝郁化火证是肝气郁结疏泄失调，郁而化火所致。治宜调气疏肝，病性属热，法当清其郁热，只有清热与疏肝并举，才合此证机制。丹栀逍遥散体现了清热疏肝的法则，正是针对此种病机而设。方中柴胡长于疏肝理气，舒展少阳三焦气机，得薄荷辛凉宣发相助，畅气作用为之增强；焦栀子清肝经气分之热，牡丹皮清肝经血分之热，与柴胡、薄荷相伍，能呈清热疏肝功效；配当归养血活血者，补肝之体，行血之滞也；配白术健脾者，补脾之虚，防肝之侮也；配茯苓渗湿者，气郁其津，乃借此导湿下行也；配芍药、甘草柔肝缓急者，借此舒缓经隧，协助柴胡、薄荷调理肝之疏泄也。肝郁得疏，肝热得解，营卫理而疏泄调，则诸证瘳矣。

临床上可根据不同的兼症进行加减：若肝郁气滞较甚，可加香附、陈皮；血虚甚者，加熟地以养血；若吞酸嘈杂，胃脘灼痛明显者，可加吴茱萸、黄连；肝火明显者，可酌配夏枯草、龙胆草、黄芩；肝火伤阴、口干明显者，可加生地黄、麦门冬；热甚，口苦便秘者，可加龙胆草、生地黄、大黄；目赤、头痛者，可加菊花、钩藤、天麻；咳逆、气急、咯血者，可加泻白散合黛蛤散。

若是湿热之邪蕴结肝胆，导致肝胆实火上炎证，表现头痛目赤，胁痛，口苦，耳聋，耳肿，舌红苔黄，脉弦细有力；或是肝经湿热下注证，表现为阴肿，阴痒，筋痿，阴汗，小便淋浊，或妇女带下黄臭等，舌红苔黄腻，脉弦数有力。此为变证，可改用龙胆泻肝汤（龙胆草、栀子、黄芩、木通、泽泻、车前子、柴胡、甘草、当归、生地黄），以清泻肝胆实火，清利肝经湿热。

因肝郁化火易伤气血，易损脏阴，故选用疏肝理气药时，应忌刚用柔，防止香燥化火灼津，常选用柴胡、郁金、白蒺藜、合欢花、绿萼梅、佛手、川楝子等，并可酌配如生地黄、麦门冬、白芍、乌梅、枸杞子、沙参等柔肝、养肝之品。临床治疗特别要注意在疏肝、清肝的同时，不忘养肝护阴，柴胡疏肝散、化肝煎均可用于治疗气火内郁，其用药配伍之法正所谓苦辛酸以泄其热。若郁火上炎，燔灼三焦，治疗常选火郁汤、龙胆泻肝汤、泻青丸、当归龙荟丸等，体现了以苦寒折之，兼配辛散、疏肝、养肝之法；同时须依据病情兼夹，必要时配以清金、泻心、补气及重镇之品治疗。

（3）肝脾郁滞证：此类患者常表现为多思善虑，性情抑郁或烦躁易怒，少寐健忘，胸膈痞闷，脘腹胀痛，嗳腐吞酸，恶心呕吐，饮食不消，舌质红，苔白腻或黄腻，脉滑或濡滑。辨证为肝脾郁滞证，方药可选用越鞠丸，主要组成为：香附、川芎、苍术、神曲、栀子等。对于肝脾郁滞的患者，由于肝郁气滞，气滞则血行不畅，或郁久化火，故气、血、火三郁责在肝；脾胃气滞，升降失常，运化失司，聚湿生痰，或食滞化，故湿、痰、食三郁责在脾胃。可应用《丹溪心法》中治疗六郁的越鞠丸，病虽言六郁，但皆由气郁所致，治当行气解郁为主，使气行则血畅火清，气畅则湿化食消痰除。越鞠丸方中香附疏肝解郁，以治气郁，为君药。川芎辛香，为血中气药，既可活血祛瘀，以治血郁，又可助香附行气解郁之功，为臣药。栀子清热泻火，以治火郁；苍术燥湿运脾，以治湿郁；神曲消食导滞，以治食郁。三药共为佐药。痰郁未设治痰之品，此亦是治病求本之意。

加减化裁上，气郁明显者，加厚朴、枳实，以行气解郁；血瘀明显者，加当归、丹参，以活血散瘀止痛；火热内盛者，加黄连、黄芩，以清热泻火；饮食积滞明显者，加麦芽、莱菔子，以消食和胃；湿盛者，加白术、茯苓，以健脾渗湿；痰盛者，加半夏、陈皮，以降逆化痰。挟寒者，可加吴茱萸温阳散寒；胁肋疼痛者，酌加川楝子、延胡索以疏肝止痛；咽痛者，酌加玄参、桔梗以利咽；痰气郁结化热，心烦抑郁者，酌加山栀子、黄芩、连翘以清热除烦。此类患者往往会出现变证，若肝气郁结，肺胃宣降失常，津液输布失常，聚而成痰，痰气相搏阻于咽喉，则咽中如有"炙脔"，吐之不出，咽之不下，肺胃失于宣降，胸中气机不畅，则见胸胁满闷，或咳或呕，舌脉表现为苔白腻，脉弦滑。此证应当辨为痰气互结，治疗当以行气散结、降逆化痰为法，可选用半夏厚朴汤加减治疗。

（4）心神失养证：此类证型的患者多表现为心神不宁、精神恍惚悲伤欲哭、志意不定，数欠伸。心烦不得卧，心悸、坐卧不安。舌淡苔薄白，脉细弱。治疗上当以养心安神为主。方药可选用甘麦大枣汤，主要组成包括：甘草、小麦、红枣等。若见心悸不寐，神疲纳呆，舌淡脉细，此为心脾两虚，可酌合归脾汤；如心烦易怒，抑郁怔忡的，可加珍珠母、磁石等重镇之品；若心气不足，心神不安，心悸抑郁、精神恍惚，坐卧不宁者，可用人参琥珀丸以镇惊安神（人参、琥珀、茯苓、石菖蒲、远志、乳香、没药、酸枣仁、朱砂）；若心气不足，忧郁伤神，心血暗耗，见神志不宁、心悸抑郁、舌淡脉细弱者，可用安神定志丸以补心神，安魂魄（人参、石菖蒲、茯神、远志、麦门冬、白术、朱砂、牛黄）；心悸抑郁、舌红少苔等心阴虚的症状较明显者，加百合、柏子仁、酸枣仁、茯神养心阴以安神；挛搐者，加钩藤、珍珠母、生地、木瓜养阴血以息风。大便干结属血少津亏者，加黑芝麻、生何首乌润燥通便；喘促气逆者，可五磨饮子理气降逆；如兼挟痰热，胸闷苔腻者，加栝蒌、竹茹等，以清热化痰；如惊悸、抑郁较重，加琥珀、牡蛎、磁石等，增强重镇安神之力；如心中烦热，懊恼者，可加山栀子、莲子心，增其清心降火降烦之功。

此类证型的抑郁症患者，属于中医"脏躁"的范畴，脏躁一证是指五脏功能失调所致。本方所治证系因忧思过度，心阴受损，肝气失和所致。心阴不足，心失所养，则精神恍惚，睡眠不安，心中烦乱；肝气失和，疏泄失常，则悲伤欲哭，不能自主，或言行妄为。治宜养心安神，和中缓急。甘麦大枣汤则为治疗妇人脏躁之名方，本方出自《金匮要略·妇人杂病脉证并治第二十二》原文："妇人脏躁，喜悲伤欲哭，象如神灵所作，数欠伸，甘麦大枣汤主之。"脏躁虽古今说法虽然各不相同，但现已基本公认为情志病，多由情志不舒，气郁化火，耗伤阴液，以致心失所养，心神不宁，而有精神失常，无故悲伤欲哭，频作欠伸等象如神灵所作之证。治以甘麦大枣汤补养心脾，宁心安神。方中小麦为君药，养心阴，益心气，安心神，除烦热。甘草补益心气，和中缓急（肝），为臣药。大枣甘平质润，益气和中，润燥缓急，为佐使药。《金匮要略论注》云："小麦能和肝阴之客热，而养心液，且有消烦利溲止汗之功，故以为君。甘草泻心火而和胃，故以为臣。大枣调胃，而利其上壅之燥，故以为佐。盖病本于血，心为血主，肝之子也，心火泻而土气和，则胃气下达。肺脏润，肝气调，躁止而病自除也。补脾气者，火为土之母，心得所养，则火能生土也。"三药合用，甘润平补，养心调肝，使心气充，阴液足，肝气和，则脏躁诸症自可解除。

（5）心脾两虚证：心脾两虚证患者表现为心悸胆怯、抑郁健忘、面色不华、头晕、食欲不振、便溏神疲，舌淡、脉细弱。治疗上当以益气补血，健脾养心为法，方药当选用归脾汤，主要组成包括：人参、白术、茯苓、酸枣仁、炙甘草、黄芪、远志、木香、当归、龙眼肉、生姜、红枣。本证多因思虑过度，劳伤心脾，气血日耗所致。心脾气血暗耗，神无所主，意无所藏，故见心悸怔忡，健忘失眠。脾虚运化无力，化源不足，气血衰少，而见食少体倦，面色萎黄，舌质淡，苔薄白，脉细弱。阴血亏虚，虚阳外浮，亦可见盗汗虚热；脾主统血，脾虚如不能摄血，则表现为各种出血症。治宜益气健脾与养血安神兼施。方中黄芪甘温，补脾益气；龙眼肉甘平，既补脾气，又养心血，共为君药。人参、白术皆为补脾益气之要药，与黄芪相伍，补脾益气之功益著；当归补血养心，酸枣仁宁心安神，二药与龙眼肉相伍，补心血、安神志之力更强，均为臣药。佐以茯神养心安神，远志宁神益智；更佐理气醒脾之木香，与诸补气养血药相伍，可使其补而不滞。炙甘草补益心脾之气，并调和诸药，用为佐使。引用生姜、大枣，调和脾胃，以资化源。诸药配伍，心脾得补，气血得养，诸症自除。

如果脾虚发热的患者，可加用山栀子、牡丹皮；崩漏下血者，可加艾叶炭、炮姜炭以温经止血；偏热者，加生地炭、阿胶珠、棕榈炭以清热止血；阴虚有火，见舌红、口干、心烦，可加生地黄、麦门冬、黄连滋阴清热；气郁不伸，加合欢花、广郁金行气解郁。如见男子、妇人心气不足，志意不定，惊悸恐怖，悲戚忧愁，虚烦少寐，盗汗纳欠，头昏目眩，男子遗精，溺血，淋浊；妇女带下，产后谵狂，恶露不尽等，可参考《和剂局方》妙香散（茯苓、茯神、人参、桔梗、甘草、山药、远志、黄芪、朱砂、麝香、木香），中医认为心为君火也，君火一动，相火随之，相火寄于肝胆，肾之阴虚，则精不藏，肝之阳强，则气不固，故精脱而成梦矣。妙香散是治疗热扰心神，气血不足证的常用方，常服可补益气血，安神镇心。若心肝阴血不足，虚烦抑郁，惊悸不安者，可配珍珠母丸以滋阴养血，镇心安神〔珍珠母、酸枣仁、柏子仁、龙齿、当归、熟地、人参、茯神、沉香、犀角（代用品）、朱砂、金银花、薄荷〕。若惊悸抑郁较重者，宜加磁石、牡蛎、龙骨之类，以增其重镇安神之效。

（6）阴虚火旺证：此类证型患者常表现为眩晕、心悸、心烦易怒、少寐等症状。遗精、腰酸、妇女月经不调，舌红，脉弦而数。治疗上当以滋阴养血，清热疏肝为法，选用滋水清肝饮，其药物组成包括：熟地黄、山药、山茱萸、牡丹皮、茯苓、泽泻、白芍、栀子、酸枣仁、当归、柴胡。肝藏血，主疏泄；肾藏精，主封藏；精血同源，同寄相火，故肝肾同源，两脏有病互相影响，临床两脏同病多见。滋水清肝饮由六味地黄汤与丹栀逍遥散加减变化而来，临床运用时抓住肾虚肝郁的关键病机，灵活运用，可以用于治疗多种内科杂症，体现了肝肾同源的整体辨证观念以及异病同治的治疗原则。方中"三补三泻"滋补肝肾，填精益髓；配以白芍、柴胡、当归、栀子、酸枣仁疏肝养血，清热敛阴，具有滋补肝肾，清热疏肝凉血之效。主要用于治疗肾阴亏虚，肝郁肝热之证。临床应用以肾虚耳鸣、听力减退、腰膝酸软、咽痛口干、口苦胁痛、大便干结、舌红少苔、脉象细弦或细数等为辨证要点。

当合并慢性肾炎时，如见尿蛋白明显，可加玉米须、料仁根、芡实、鹿衔草等；血尿明显者，加仙鹤草、茜草、大蓟、小蓟等；高血压、头晕头痛明显，加天麻、钩藤、石决明、菊花等；心悸头晕、少寐者，加珍珠母、磁石、生铁落等镇摄；心烦抑郁严重者，加服天王补心丹；口干、舌红心烦，阴虚火旺甚者，加黄连、知母，或加服朱砂安神丸；腰酸遗精者，加龟板、金樱子、芡实、牡蛎、莲须或加服金锁固精丸；月经不调者，加香附、益母草等；心肾不足所致健忘抑郁、神志不宁、夜卧多梦，宜参用枕中丹；心火亢盛，灼伤阴血而致心神不安、怔忡抑郁、胸中烦热，舌红脉细数者，可参用琥珀养心丹（琥珀、黄连、朱砂、生地黄、当归、牛黄、龙齿、远志、茯神、菖蒲、人参、酸枣仁、柏子仁、猪心血）。若见虚烦不眠，心悸健忘，盗汗梦遗，口舌生疮，舌红少苔，脉细数者，治疗上当扶阴散热，可用黄连阿胶汤（黄连、黄芩、白芍、鸡子黄、阿胶），阴虚严重，津液耗伤甚者，加玄参、麦门冬、生地黄、石斛等，增滋阴生津之效；心火旺，心中懊恼者，加山栀子、莲子心、竹叶心等，清泻心火；入眠后惊醒难入眠者，加龙齿、珍珠母等，以镇心安神；寐而不熟，心神失养者，加酸枣仁、夜交藤以养心安神；心悸不宁者，加茯神、柏子仁以养心定悸。

（7）肝阴亏虚证：此类证型患者表现为急躁易怒，眩晕耳鸣，目干畏光，视物模糊，或头痛且胀，面红目赤，或肢体麻木，筋惕肉瞤，舌干红，脉弦细或数。治疗上当以滋阴疏肝为法，方药选用一贯煎，其组成包括：北沙参、麦门冬、当归、生地黄、枸杞子、川楝子。中医认为肝藏血，主疏泄，体阴而用阳，喜条达而恶抑郁，肝肾阴血亏虚，肝体失养，则疏泄失常，肝气郁滞，进而横逆犯胃，故胸脘胁痛、吞酸吐苦；肝气久郁，经气不利则生疝气、瘕聚等症；阴虚津液不能上承，故咽干口燥、舌红少津；阴血亏虚，血脉不充，故脉细弱或虚弦。肝肾阴血亏虚而肝气不舒，治宜滋阴养血、柔肝舒郁。方中重用生地黄滋阴养血、补益肝肾为君，内寓滋水涵木之意。当归、枸杞子养血滋阴柔肝；北沙参、麦门冬滋养肺胃，养阴生津，意在佐金平木，扶土制木，四药共为臣药。佐以少量川楝子，疏肝泄热，理气止痛，复其条达之性。该药性虽苦寒，但与大量甘寒滋阴养血药相配伍，则无苦燥伤阴之弊。诸药合用，使肝体得养，肝气得舒，则诸症可解。在大量滋阴养血药中，少佐一味川楝子疏肝理气，补肝与疏肝相结合，以补为主，使肝体得养，而无滋腻碍胃遏滞气机之虞，且无伤及阴血之弊。全方组方严谨，配伍得当，照顾到"肝体阴而用阳"的生理特点，诚为滋阴疏肝之名方。

临证中郁证之虚证，多因气滞日久而致，或素虚又加情志所伤所致，治疗宜调养并用，疗程较长，难求速效。临床用药不宜过于滋腻，滋养肝肾宜与柔肝疏肝之品并用。若伴有口苦燥者，加酒炒川连；大便秘结者，加瓜蒌仁以泻热通便；有虚热或汗多，加地骨皮以祛虚热；痰多，加川贝母以化痰；舌红而干，阴亏过甚，加石斛以生津益胃、养阴清热；胁胀痛，按之硬，加鳖甲以退热除蒸、软坚散结；烦热而渴，加知母、石膏以清热泻火、除烦止渴；腹痛，加白芍、甘草以缓急止痛；若下肢无力，加牛膝、薏苡仁以益肝肾、利关节、祛湿除痹；不寐，加炒酸枣仁养心安神；若胁痛甚者，加合欢花、玫瑰花、白蒺藜等以舒肝调气；头昏目晕者，加女贞子、桑椹等以补益肝肾。若肝阳偏亢，肝风上扰症状明显者，可加钩藤、决明子、天麻等；若兼有急躁易怒、口苦口干、舌红苔黄等郁火之象者，可用滋水清肝饮治疗。

（8）气滞血瘀证：此类证型患者多表现为精神抑郁，性情急躁，胸胁胀痛，或呈刺痛且痛有定处，头痛，抑郁健忘，或身体某部有发冷或发热感，舌质紫暗，或有瘀点、瘀斑，脉弦或涩。治疗上当以活血化瘀，行气止痛为法，方药选用血府逐瘀汤，主要组成包括：当归、生地黄、桃仁、红花、枳壳、赤芍、柴胡、甘草、桔梗、川芎、牛膝。若瘀在胸部，宜重用赤芍、川芎，佐以柴胡、青皮；瘀在脘腹部，重用桃仁、红花，加乳香、没药、乌药、香附；瘀在少腹者，加蒲黄、五灵脂、官桂、小茴香等；瘀阻致肝肿胁痛者，加丹参、郁金、土鳖虫、九香虫；瘀积肝脾肿硬者，加三棱、莪术、大黄或水蛭、土鳖虫等；血瘀经闭、痛经者，宜用本方去桔梗加香附、益母草、泽兰等以活血调经止痛；若胀痛明显者，加香附、青皮、郁金；若纳差脘胀者，加山楂、神曲、陈皮；若略兼寒象者，加乌药、木香；兼有热象者，加牡丹皮、栀子；若兼气虚之象，可合补中益气汤加减。

血府逐瘀汤主治诸症皆为瘀血内阻胸部，气机郁滞所致。即王清任所称"胸中血府血瘀"之证。胸中为气之所宗，血之所聚，肝经循行之分野。血瘀胸中，气机阻滞，清阳郁遏不升，则胸痛、头痛日久不愈，痛如针刺，且有定处；胸中血瘀，影响及胃，胃气上逆，故呃逆干呕，甚则水入即呛；瘀久化热，则内热瞀闷，入暮潮热；瘀热扰心，则心悸怔忡，失眠多梦；郁滞日久，肝失条达，故急躁易怒；至于唇、目、舌、脉所见，皆为瘀血征象。治宜活血化瘀，兼以行气止痛。方中桃仁破血行滞而润燥，红花活血祛瘀以止痛，共为君药。赤芍、川芎助君药活血祛瘀；牛膝活血通经，祛瘀止痛，引血下行，共为臣药。生地黄、当归养血益阴，清热活血；桔梗、枳壳，一升一降，宽胸行气；柴胡疏肝解郁，升达清阳，与桔梗、枳壳同用，尤善理气行滞，使气行则血行，以上均为佐药。桔梗并能载药上行，兼有使药之用；甘草调和诸药，亦为使药。合而用之，使血活瘀化气行，则诸症可愈，为治胸中血瘀证之良方。

临证若见气郁血滞兼有肠胃积食化热者，可选血郁汤治疗；气滞血瘀日久化热伤及阴血者，可选用四物化郁汤（四物汤加香附、青黛）。本证因气病及血，气滞而血行失畅，一般宜活血而不宜破血。但若证见由抑郁转急躁，甚则烦乱狂躁，且易反复发作，素体不虚，易便秘者，可选用达营汤、桃核承气汤以攻下瘀血、气郁、热结，随后调和气血以善其后。

（二）中成药

相较于传统中药汤剂，中成药具有服用方便、便于携带和保存便捷等优势，更容易被患者接受。为了方便患者服用，许多经典的中药方剂已被制成中成药，适用于不同类型的抑郁症患者。然而，患者在使用中成药时仍需遵循医生的指导，确保药物与病情相符。

根据《中成药治疗抑郁障碍临床应用指南（2022年）》的内容，应按疾病严重程度（轻度/中度/重度）来进行中成药的推荐。因此，患者首先应完成汉密尔顿抑郁的17项量表评估，然后根据不同的抑郁程度和症状选择用药（表4-1）。

表4-1 汉密尔顿抑郁量表（17项）

评定项目	评定内容	得分（分）				
1. 抑郁情绪	0= 无症状；1= 只有在问到时才叙述；2= 在谈话中自发地表达；3= 不用语言也可以从表情、姿势、声音或欲哭中流露出这种情绪；4= 患者的言语和非言语表达（表情、动作）几乎完全表现为这种情绪	0	1	2	3	4
2. 有罪感	0= 无症状；1= 责备自己，感到自己已连累他人；2= 认为自己犯了罪，或反复思考以往的过失或错误；3= 认为目前的疾病是对自己错误的惩罚，或有罪恶妄想；4= 罪恶妄想伴有指责或威胁性幻觉	0	1	2	3	4
3. 自杀	0= 无症状；1= 觉得活着没有意义；2= 希望自己已经死去，或常想到与死有关的事；3= 消极观念（自杀念头）；4= 有严重自杀行为	0	1	2	3	4
4. 入睡困难	0= 无症状；1= 主诉有入睡困难，即上床后半小时仍不能入睡；2= 主诉每晚均有入睡困难	0	1	2	3	4
5. 睡眠不深	0= 无症状；1= 睡眠浅，多噩梦；2= 半夜（晚12点以前）曾醒来（不包括上厕所）	0	1	2	3	4
6. 早醒	0= 无症状；1= 有早醒，比平时早醒1小时，但能重新入睡；2= 早醒后无法重新入睡	0	1	2	3	4
7. 工作和兴趣	0= 无症状；1= 提问时才叙述；2= 自发地直接或间接表达对活动、工作或学习失去兴趣，如在感到无精打采、犹豫不决、不能坚持或需强迫才能工作或活动；3= 活动时间减少或效率降低，住院患者每天参加病室劳动或娱乐不满3小时；4= 因目前的疾病而停止工作，住院者不参加任何活动或者没有他人帮助便不能完成病室日常事务	0	1	2	3	4
8. 迟滞	（指思维和言语缓慢，注意力难以集中，主动性减退）0= 无症状；1= 精神检查中发现轻度迟滞；2= 精神检查中发现明显迟缓；3= 精神检查进行困难；4= 完全不能回答问题（木僵）	0	1	2	3	4
9. 激越	0= 无症状；1= 检查时表现得有些心神不定；2= 明显的心神不定或小动作多；3= 不能静坐，检查中曾起立；4= 搓手、咬手指、扯头发、咬嘴唇	0	1	2	3	4
10. 精神性焦虑	0= 无症状；1= 问及时叙述；2= 自发地表达；3= 表情和言语流露出明显焦虑；4= 明显惊恐	0	1	2	3	4

评定项目	评定内容	得分（分）				
11. 躯体性焦虑	（指焦虑的生理症状，包括口干、腹胀、腹泻、打嗝、腹部绞痛、心悸、头痛、过度换气和叹息，以及尿频和出汗等）0= 无症状；1= 轻度；2= 中度，有肯定的上述症状；3= 重度，上述症状严重，影响生活，需加以处理；4= 严重影响生活和活动	0	1	2	3	4
12. 胃肠道症状	0= 无症状；1= 食欲减退，但不需要他人鼓励便自行进食；2= 进食需他人催促或请求和需要应用泻药或助消化药	0	1	2	3	4
13. 全身症状	0= 无症状；1= 四肢、背部或颈部沉重感，背痛、头痛、肌肉疼痛，全身乏力或疲倦；2= 症状明显	0	1	2	3	4
14. 性症状	（指性欲减退，月经紊乱等）0= 无症状；1= 轻度；2= 重度；9= 不能肯定，或该项对被评者不适合（不计入总分）	0	1	2	3	4
15. 疑病	0= 无症状；1= 对身体过分关注；2= 反复考虑健康问题；3= 有疑病妄想；4= 伴幻觉的疑病妄想	0	1	2	3	4
16. 体重减轻	A 根据病史评定：0= 无症状；1= 患者叙述可能有体重减轻；2= 肯定体重减轻；B 医师测定体重；0= 体重记录表明 1 周内减轻不到 0.5kg；1= 体重记录表明 1 周内减轻 0.5kg 以上；2= 体重记录表明 1 周内减轻 1kg 以上	0	1	2	3	4
17. 自知力	0= 知道自己有病，表现为抑郁；1= 知道自己有病，但归咎于伙食太差、环境问题、工作过忙、病毒感染、需要休息等；2= 完全否认有病	0	1	2	3	4
总分（分）						

注：抑郁障碍严重程度判断标准如下：轻度：7 分 <HAMD-17 项评分 < 17 分；中度：17 分 <HAMD-17 项评分 <24 分；重度：HAMD-17 项评分 >24 分。

1.轻度抑郁障碍的中成药治疗推荐

（1）推荐单独使用圣·约翰草提取物片（路优泰）治疗轻度抑郁障碍，改善抑郁症状（强推荐）。

使用条件：抑郁障碍属肝郁气滞证者，临床表现主症为精神抑郁、情绪不宁；兼症为心烦易怒、喜叹息、胸腹胀闷、口苦咽干者（强推荐）。

建议用法：口服。每次 1 片，每日 2~3 次，疗程 4 周，进行安全性评估后可遵医嘱延长使用。

（2）推荐单独使用舒肝解郁胶囊治疗轻度抑郁障碍，改善抑郁症状及焦虑症状（强推荐）。

使用条件：抑郁障碍属肝郁脾虚证者，临床表现主症为精神抑郁、多疑善忧；兼症为疲乏无力、食少纳差、胸闷、大便稀溏者。

建议用法：口服。每次2粒，每日2次，早、晚各1次，疗程6周，进行安全性评估后可遵医嘱延长使用。

（3）推荐单独使用巴戟天寡糖胶囊治疗轻度抑郁障碍，改善抑郁症状（强推荐）。

使用条件：抑郁障碍属肾阳虚证者，临床表现主症为精神抑郁、思维迟缓；兼症为腰膝酸软冷痛，畏寒肢凉、下肢尤甚，性欲减退者。

建议用法：口服。每次1粒，每日2次；用药2周后如症状减轻不明显可以增加剂量为每次2粒，每日2次。疗程6周，进行安全性评估后可遵医嘱延长使用。

2.轻中度抑郁障碍的中成药治疗推荐

（1）推荐舒肝颗粒联合抗抑郁药西酞普兰治疗轻中度抑郁障碍，改善抑郁症状（强推荐）。

使用条件：抑郁障碍属肝郁气滞证者，临床表现主症为精神抑郁、情绪不宁；兼症为心烦易怒、喜叹息、胸腹胀闷、口苦咽干者。

建议用法：口服，每次1袋（3g），每日2次，疗程为8周，进行安全性评估后可遵医嘱延长使用。

（2）推荐舒肝解郁胶囊联合抗抑郁药（舍曲林、艾司西酞普兰、文拉法辛、米氮平）治疗轻中度抑郁障碍，改善抑郁症状及睡眠（强推荐）。

使用条件：抑郁障碍属肝郁脾虚证者，临床表现主症为精神抑郁、多疑善忧；兼症为疲乏无力、食少纳差、胸闷、大便稀溏者。

建议用法：口服。每次2粒，每日2次，早、晚各1次，疗程6周，进行安全性评估后可遵医嘱延长使用。

（3）推荐逍遥丸联合抗抑郁药（文拉法辛、帕罗西汀）治疗轻中度抑郁障碍，改善抑郁症状及焦虑症状（强推荐）。

使用条件：抑郁障碍属肝郁脾虚证者，临床表现主症为精神抑郁、多疑善忧；兼症为疲乏无力、食少纳差、胸闷、大便稀溏者。

建议用法：不同厂家的逍遥丸依照说明书使用。疗程为6周，进行安全性评估后可遵医嘱延长使用。

（4）推荐乌灵胶囊联合抗抑郁药（米氮平、安非他酮、文拉法辛、氟西汀、舍曲林、艾司西酞普兰）治疗轻中度抑郁障碍，改善抑郁症状及焦虑症状（强推荐）。

使用条件：抑郁障碍属心肾不交证者，临床表现主症为精神抑郁、心慌心烦；兼症为腰膝酸软、头晕耳鸣、自觉手脚心及心胸发热者。

建议用法：口服。每次3粒，每日3次，疗程为8周，进行安全性评估后可遵医嘱延长使用。

3.重度抑郁障碍的中成药治疗推荐

（1）推荐舒肝解郁胶囊联合抗抑郁药（安非他酮、艾司西酞普兰、舍曲林、氟西汀、文拉法辛）治疗重度抑郁障碍，改善抑郁症状及焦虑症状（弱推荐）。

使用条件：抑郁障碍属肝郁脾虚证者，临床表现主症为精神抑郁、多疑善忧；兼症为疲乏无力、食少纳差、胸闷、大便稀溏者。

建议用法：口服。每次2粒，每日2次，早晚各1次，疗程6周，进行安全性评估后可遵医嘱延长使用。

（2）推荐乌灵胶囊联合抗抑郁药（氟西汀、艾司西酞普兰、文拉法辛）治疗重度抑郁障碍，改善抑郁症状及焦虑症状（弱推荐）。

使用条件：抑郁障碍属心肾不交证者，临床表现主症为精神抑郁、心慌心烦；兼症为腰膝酸软、头晕耳鸣、自觉手脚心及心胸发热者。

建议用法：口服。每次 3 粒，每日 3 次，疗程为 8 周，进行安全性评估后可遵医嘱延长使用。

以上推荐药物仅作为参考，患者应当在专业医生指导下按照规定剂量用药，不可私自用药，如有不适应当及时就诊，以免延误病情。

（三）针灸治疗

针灸作为中医药学的重要组成部分，也在抑郁症治疗中发挥着重要作用。针灸可以通过刺激穴位，通过人体的经络，进而调整人体的气血运行，缓解抑郁症状。针刺治疗抑郁具有实施简单、起效快、毒副作用小的特点，且治疗过程中针对不同个体的症状有针对性地提出个性化治疗方案，可取得满意疗效。

针灸治疗疾病是在中医学整体观念的指导下，根据脏腑、经络学说，运用四诊八纲理论，将临床所见的各种不同证候按脏腑疾患、经络病候和相应组织器官病症的形式进行分析归纳，分析疾病的病因病机，归纳疾病的病位、病性，从而确定治疗方法，使脏腑、气血趋于调和，经络、阴阳是恢复平衡的。经络是中医学的重要概念，它是人体内部的能量传导系统，具有调节和维护人体生理功能的作用。经络与脏腑器官相连，是气血运行的通道，通过经络的调节可以保持气血畅通，调整脏腑器官的功能，保持其平衡状态；可以促进组织器官的营养供应和代谢功能，维持其健康状态；可以调整情志的平衡，维护人体的精神健康；可以增强人体的免疫力，预防疾病的发生。需要注意的是，经络的调节需要专业的中医师进行，不可随意进行按摩或刺激，以免造成不必要的损伤。同时，在接受经络调节时，应注意保持放松的状态，以便更好地发挥经络的作用。

短时间内西医治疗抑郁症可能也会有明显的疗效，然而，长期服用作用于神经系统的药物，会令患者产生依赖性，对其大脑也可能会有不同程度的损害。相较于西药治疗，针灸是通过其良性的双向调节作用，调理脏腑气血阴阳，是一种天然无副作用的"绿色疗法"。针灸疗法对抑郁症的治疗是多层次、多靶点的整体调节作用，能较好改善抑郁伴随的焦虑、睡眠障碍等躯体症状，因此，躯体主诉多、焦虑症状明显、年老体衰或体质敏感、不能耐受药物不良反应的患者可首选针灸治疗。针灸治疗不仅能够及时缓解临床症状，还能提高远期效果，巩固了疗效；对于一些难治性的抑郁症来说，若在应用西药的同时，结合运用针刺疗法，提高疗效，可减少西药的用量，减轻西药的不良反应，并且在一定程度上还能缓解由于西药的不良反应导致患者不能坚持服药的问题。

1.针灸治疗的取穴原则：

基于中医针灸理论及中医对抑郁症的认识，根据患者脏腑、气血、虚实等临床证候，辨证选取穴位进行治疗。

（1）经脉所过，主治所及。《灵枢·海论》曾记载："髓海有余，则轻劲多力，自过其度。髓海不足，则脑转耳鸣，胫眩冒，目无所见，懈怠安卧。"李时珍也曾云："脑为元神之府。"在很多中医古籍中都提到过关于"脑"与各类神志疾病密不可分的联系。人体的精神活动需要大脑与脏腑以及躯体四肢的协调配合。若大脑受损，则各种情志疾病随之发生。《素问·调经论》曰："志意通，内连骨髓，而成身形五脏。"朱沛文《脑论》中也提道："夫居元首之内，贯腰脊之中，统领官骸，联络关节，为魂魄之穴宅，性命之枢机者，脑髓是也。"《医学入门》亦云："脑者髓之海，诸髓皆属于脑，故上至脑，下至尾骶皆精髓之相通道路也。"说明人的心理活动与骨髓相连，而髓贯脊中，充填于脑，脑为髓海，从而将思维、骨髓、脑联系起来。

奇经八脉与脑有着密切关系。如《难经·二十八难》曰："督脉者，起于下极之俞，并于脊里，上至风府，人属于脑。"《灵枢·五音五味》有冲、任脉"皆起于胞中，上循脊里……"的论述。《灵枢·寒热病》曰："阴阳跷脉……在项中两筋间，人脑乃别阴跷、阳跷。"阳维脉"与督脉会，同人脑中"，阴维脉则"上至项而终"（《奇经八脉考》）。此外《灵枢·经别》曰："足少阴之正……上至肾，当十四椎，出属带脉。"说明带脉也与脊有关。督脉入络脑，通过调理督脉可以调理脑神，根据督脉与脑的密切联系，可取百会、印堂、水沟作为治疗抑郁症的穴位。百会穴位于颠顶部，其深处为脑之所在，根据中医"气街"理论，《灵枢·卫气》曰："头气有街。""气在头者，止之于脑。"根据中医"四海"理论，认为"脑为髓海"。杨上善注《素问》云："胃流津液渗入骨空，变而为髓，头中最多，故为海也。是肾所生，其气上输脑盖百会穴，下输风府也。"可见，百会穴与脑密切联系，是调节大脑功能的要穴，具有醒脑开窍、安神定志的功效；而印堂穴位于两眉头连线的中点，是足太阳膀胱经、足阳明胃经及任脉交会处。膀胱经走行于人体背部，属阳，胃经主血气，任脉主人一身之阴。印堂穴汇集了人的阳气、血气、阴气，有安神定惊、醒脑开窍、宁心益智的作用；水沟穴为十三鬼穴之一，又为督脉与手足阳明经之会，督脉主一身之阳，以拇指掐压水沟穴，其内应龈交穴（督脉、任脉、足阳明经之会），具有宁神镇痉之功；任脉统诸阴之血，指压水沟穴实为一指取两穴，任督二脉，一阴一阳，能统领人体经络之阴阳，具有醒脑开窍、回阳救逆、敛阴固脱之功。此三穴为临床治疗抑郁症的主穴，能调节髓海功能，使紊乱的神经恢复正常，增强其"五脏化气"的生理功能，达到抗抑郁的效果。

　　通阴维脉之内关穴亦可作为治疗抑郁症的主穴。内关穴为手厥阴心包经络穴，又是八脉交会穴，因其通于阴维脉常用来治疗阴维脉的病证。阴阳维脉维系联络全身阴阳经脉，维持人体阴阳间的协调平衡。当脉气失和时就会出现忧郁、淡漠、性格孤僻、行为迟钝、谈吐失常、昼夜颠倒等症状，如《奇经八脉考》谓："阴阳不能自相维则怅然失志，溶溶不能自持……"故内关亦为治疗抑郁症的主穴。

（2）木郁达之。《证治汇补·郁证》云："郁症虽多，皆因气不周流。法当顺气为先。"《灵枢·九针十二原》云："五脏有疾，当取之十二原。"均说明对郁证的治疗宜采用疏肝理气解郁之法。故临床针灸治疗多选用肝经原穴太冲穴及其募穴期门穴。太冲穴为肝经原穴，擅长疏肝理气，临床主"胸胁支满……终日不得太息"。在《针灸甲乙经》中就有"太冲主消气"的记载。这意味着，针刺太冲穴可以帮助调节情绪，缓解焦虑、抑郁等精神症状。此外足厥阴肝经与督脉交于巅顶，说明两经脉气相通，故取太冲治疗本病有重要意义；期门穴是肝经的募穴，足太阴脾经、足厥阴肝经、阴维脉的交会穴，所以不仅具有调节脏腑功能治疗肝病的作用，而且还能治疗所交会经脉的病证。足厥阴肝经"抵小腹，挟胃，属肝，络胆，上贯膈，布胁肋"，故取期门可疏肝理气、健脾和胃，治疗肝气郁结、失于疏泄导致的各种病证。

（3）常用背俞穴。背俞穴是膀胱经的穴位，位于膀胱经的第一侧线上，是输注五脏六腑之气血于背腰部的穴位，首见于《黄帝内经》中的《灵枢·背俞》，通过古代文献的查询和现代对背俞穴的研究证实，背俞穴与五脏六腑的生理功能、病理状态密切相关，可通过背俞穴调节脏腑之气血，直接影响脏腑的功能活动。

郁证属于中医神志病范畴之内，肝主怒，心主喜，脾主思，肺主悲（虑），肾主恐，即五脏主五志，因《灵枢·卫气》中有记载"神生于五脏，舍于五脏，主导于心"。故可看出郁证与五脏关系非常密切，尤以心较为显著，故心情不畅，肝气郁结均可致五脏不调而引起五志不畅。五脏之气输注于背腰部，故位于背腰部的背俞穴可通调五脏气机，其可调节相应脏腑的病证。

临床针灸治疗郁证时，常选取五脏俞加膈俞。针刺这些穴位，可以调节五脏之气，对于五脏的功能活动有着较为直接和显著的影响。它是通过将肺、心、肝、脾、肾五脏的背俞穴全部同时应用，不是着眼于针对单独某一脏，或几脏，而是整体调节五脏气机。由于针刺具有一定的良性双相调节作用，因此五脏俞合用，可以使五脏气机趋于平衡，提高机体功能。膈俞又是八会穴中的"血会"，主治血分的诸多病症，有活血养血之功，它与五脏俞合用可以起到气血双调的作用，从阴阳理论的高度保证了全方阴阳兼顾，气血并治，其作用更全面，配伍也更为合理。根据中医的理论体系和学术观点，人体机能主要由脏腑的正常生理功能来维持，而脏腑的功能又以五脏为中心。《素问·五脏别论》曰："所谓五脏者，藏精气而不泻也，故满而不能实。"说明五脏是藏精气的脏器。人体的精、气、神皆来源于五脏所藏之精，而正气虚弱，主要责之于五脏，如果五脏功能正常则整体机能充盛。《灵枢·本脏》篇亦曰："五脏者，所以藏精神血气魂魄者也。"所谓精、神、血、气、魂、魄正常，即是整体功能的体现。另外，人体的情志活动与脏腑有密切关系，心主喜，过喜则伤心；肝主怒，过怒则伤肝；脾主思，过思则伤脾；肺主悲、忧，过悲过忧则伤肺；肾主惊、恐，过惊过恐则伤肾。这说明脏腑病变可出现相应的情绪反应，而情绪反应过度又可损伤相关之脏腑（互为辨证）。七情生于五脏又伤五脏的理论在诊断和治疗中均有重要的指导意义。所以，以五脏为中心、调理气血阴阳来治疗抑郁症完全符合"治病必求其本"的基本原则。

（4）整体观念和辨证论治：《素问·标本病传论》："凡刺之方，必别阴阳，前后相应，逆从得施，标本相移。"针灸治疗也是要在中医理论指导下，以阴阳为主导，从整体观出发，辨证配伍取穴，调和脏腑阴阳，从而达到治疗疾病的目的。

（5）既病防变。《金匮要略·脏腑经络先后病》云："见肝之病，知肝传脾，当先实脾。"中医学很重视有病早治和防止病势传变的思想，在针刺取穴上具体体现为在主穴的基础上加脾、胃经穴位，如阴陵泉、足三里等，以防疾病传变。

（6）根据症状选取穴位进行治疗。根据患者不同症状选取穴位进行治疗，侧重改善临床症状，尽快减轻病人的痛苦。多为经验取穴。

2.针灸治疗抑郁症的常用穴位

（1）辨证取穴：

气郁（肝气郁结证）：太冲、行间、膻中、肝俞。

血郁（气滞血瘀证）：膈俞、血海、期门。

火郁（郁久化火证）：劳宫、内庭、中冲、大陵。

痰郁（痰气郁结证）：天突、璇玑、丰隆、间使。

食郁（脾虚食滞证）：中脘、足三里、内庭、脾俞。

湿郁（脾虚湿聚证）：脾俞、阴陵泉、水分、隐白。

心脾两虚证：心俞、脾俞、神门、足三里。

肝肾阴亏证：太溪、三阴交、照海、肝俞、肾俞。

（2）辨病取穴：

调神醒脑：百会、四神聪、神庭、本神、印堂、风池、风府。

中风后抑郁：水沟、上星、百会、风府、风池、太冲、丰隆、太溪、肝俞、心俞、脾俞、神门。

产后抑郁：百会、膻中、关元、膈俞、血海、足三里、太冲。

（3）对症取穴：

改善焦虑症状：百会、本神、印堂。

改善躯体症状、头昏、健忘：百会、四神聪。

胸闷、心悸：内关、膻中、心俞。

腹痛、腹胀、食欲不振：中脘、足三里、内庭、脾俞、胃俞。

便秘：天枢、支沟。

便意频繁、肛门下坠：百会、会阳、长强。

小便频数：中极、膀胱俞、三阴交。

改善睡眠：百会、神庭、神门、三阴交、太溪、太冲。

（4）七情辨证取穴：七情过极均可致郁，《古今医统大全·郁证门》云："郁为七情不舒，遂成郁结，既郁之久，变病多端。"故针灸治疗上可根据不同的情志类型辨证取穴。

过喜：《素问·举痛论》云："喜则气缓……喜则气和志达，荣卫通利，故气缓矣。"治疗应考虑膻中、神门、灵道。

过怒：《素问·本病论》云："人或恚怒，气逆上而不下，即伤肝也。"治疗应考虑肝俞、行间、太冲、足三里、角孙、风池、太阳、膻中、肩井。

过忧：《灵枢·本神》云："愁忧者，气闭塞而不行。"治疗应考虑带脉、内关、足三里、膻中。

过思：《素问·举痛论》云："思则心有所存，神有所归，正气留而不行，故气结矣。"治疗应考虑神门、三阴交、公孙、天溪、胸乡、食窦、周荣。

过悲：《素问·举痛论》云："悲则心系急，肺布叶举，而上焦不通，营卫不散，热气在中，故气消矣。"治疗应考虑内庭、鱼际、渊液、关冲。

过恐：《素问·举痛论》云："恐则气下……恐则精却，却则上焦闭，闭则气还，还则下焦胀，故气不行矣。"治疗应考虑太溪、肾俞、心俞、胆俞。

过惊：《素问·举痛论》云："惊则气乱……惊则心无所倚，神不所归，虑无所定，故气乱矣。"治疗应考虑神庭、百会。

3.常用针刺方法

（1）普通针刺：普通针刺即指在中医理论的指导下把针具（通常指毫针）按照一定的角度刺入患者体内，运用捻转与提插等针刺手法来对人体特定部位进行刺激从而达到治疗疾病的目的，为临床最常用的针刺方法。

（2）电针：电针指用针刺入腧穴得气后，在针上通过（感应）人体生物电的微量电流波，两个穴位为一组连接，电针仪的正、负两极，通过不同的电流强度、脉冲频率、波形加强刺激量，针灸治疗抑郁症时也较为常用。如电针百会、印堂等。

（3）头皮针：头皮针疗法是在中医学针灸疗法的基础上，结合现代医学关于大脑皮质功能定位，在头部进行针刺以治疗各种疾病的一种方法。头针是根据脏腑经络理论，在头部选取相关经穴进行治疗；现代研究大脑皮质的功能定位，在头皮上划分出相应的刺激区进行针刺，尤其对颈源性疾病（如颈椎综合征、枕神经痛）、脑源性疾病（如眩晕、中风、痴呆）、情志疾病（如失眠、焦虑、抑郁等）都有独特的效果。在头皮针发展的过程中，有很多不同的流派，主要有焦顺发头针、方云鹏头皮针、朱明清头皮针、汤颂延头针、林学俭头针、刘炳权八卦头针、日本山元敏胜新头针、国标标准头皮针（取穴以《头皮针穴名国际标准化方案》为根据的头针）等。参照国家标准头皮针，对抑郁症的治疗可选取与精神神志疾病相关的额中线和额旁1线。额中线在头前部，从督脉神庭穴向前引一直线，长1寸，可沿头皮由上而下捻转刺入，进针1寸，以感觉额部热胀痛为度，同时每分钟捻针刺激200次。持续捻转2~3min后，留针10~15min，用同样手法再捻针2次后起针；额旁1线在头前部，从膀胱经眉冲穴向前引一条长1寸的线。可沿皮刺入1寸，以感觉热胀痛为度，捻针200次/min，持续捻转2~3min后，留针10~15min，用同样方法再捻针2次后起针。

（4）腹针疗法：腹针疗法是通过针刺腹部特定穴位治疗全身疾病的一种新的针刺方法。与传统针刺疗法不同，该疗法是针对腹部与全身部位相关的反应点，并对其进行相应的轻微刺激，从而达到治疗疾病的目的。在临床上，腹针疗法治疗抑郁症也获得了不错的效果。

腹针疗法治疗抑郁症主要采用引气机归元的四穴为主穴，即中脘、下脘、气海、关元，中脘为胃的募穴，配合下脘可调理中焦、调升降，气海、关元穴可培本固肾。此四穴合用以后天养先天之意。又可配合滑肉门、下风湿点、商曲、气旁等穴，有通调经脉气血、输布全身之妙。腹针结合体针则内脏功用有调，气血生化调整有度，可合理地平衡人体的阴阳，从而达到治疗抑郁症的功效。

（5）眼针疗法：眼针疗法是在眼眶内外特定的穴区进行针刺以治疗疾病的一种微针疗法。由辽宁中医药大学附属医院彭静山教授于20世纪70年代独创。眼针疗法以眼与脏腑经络的密切关系为依据，以华佗"观眼可验内之何脏腑受病"为指导，应用八廓理论，结合后天八卦将眼睛分为八区十三穴，根据患者不同的病因病机辨证论治，选取相应的眼部穴区进行针刺治疗。眼针疗法具有一套较完整的中医理论基础，系统的取穴原则和独特的针刺方法，具有用针小、取穴少、针刺浅、手法轻、操作简、见效快、安全性好、适应证广等特点。眼针的取穴原则包括脏腑取穴、循经取穴、三焦取穴以及观眼取穴。循经取穴是根据经络所过疾病所主的原则，病属于哪一经或病在哪一条经络线上就取哪一经区穴；脏腑取穴即病属于哪一脏腑就取哪一脏腑区穴；三焦取穴则是通过膈肌和脐划两条水平线，将人体分为上、中、下三部分，病在上就取上焦区穴，病在中就取中焦区穴，病在下就取下焦区穴。观眼取穴就是观察患者的白睛络脉，看哪个经区脉络的形状、颜色最明显，就取哪一经区穴。

临证中根据循经取穴和脏腑取穴原则，肝气郁结与气郁化火证多为情志内伤，肝郁化火，扰乱精神，治宜疏肝解郁、安神定志，主要取肝区、心区；痰气郁结证多为忧思过度，久郁伤脾，脾失健运，食滞不消而生痰，致痰气郁结，或肝失疏泄，气机郁滞，治宜疏肝健脾、理气解郁，可取脾区、肝区；心脾两虚证及心神失养证多为思虑过重，伤及心脾，或因脾虚生化乏源，营血亏虚，不能上奉于心，治宜补益心脾、养血安神，主要取心区、脾区。根据三焦取穴原则，抑郁症病位在脑，可取上焦区进行治疗。根据患者白睛脉络情况，可以选择穴区治疗（图4-1）。

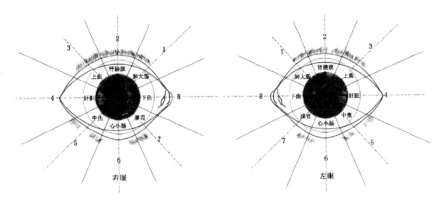

图 4-1　眼针穴区划分图

眼针的针刺方法较多，包括眶内直刺法、眶外平刺法、点刺法、双刺法、眶内外合刺法以及压穴法。最基本的针刺方法有两种，即眶内直刺法和眶外横刺法，适用于各种病症，其他针刺方法是为适应不同患者的病情需要、提高疗效而采用的辅助治疗方法，如患者耐受能力较差或体质虚弱，也可应用点刺法或者压穴法。

（6）靳三针疗法：靳三针疗法是由广东省名中医靳瑞教授结合其50余年临床经验，在继承并发扬岭南针灸精华的基础上所创立。靳教授首创了靳三针穴组，每以三穴为一穴组，组穴理论性强，适用范围广，穴组力专效宏，具有简、便、效的特点。靳三针疗法治疗抑郁症多选用"脑三针、智三针、四神针、颞三针"等。

脑三针即包括脑户、脑空穴（双侧），两穴分别位于督脉和足少阳胆经；智三针即包括神庭、本神穴（双侧），两穴分别位于督脉与足少阳胆经，督脉因其"入属于脑、贯脊属肾"，且四穴内均为脑神所居，故可醒脑调神，足少阳胆经可调畅气机，疏通肝胆经气，故合用可主治神志病；四神针位于百会前后左右旁开1.5寸，针刺时可透达四神聪、百会穴。百会穴是"诸阳汇聚"之处，居巅顶，具有升散通阳、开窍醒脑之作用。四神聪位于督脉、足太阳经脉之处，督脉"入属于脑"，足太阳膀胱经"交巅……从巅入络脑"，故针刺具有醒脑安神、振奋阳气的作用，可用于治疗神志病；依据"经脉所通，主治所及"的治疗原则，针刺颞三针则可疏泄肝胆气机，调畅情志，平肝潜阳，从而起到调神解郁的效果。

4.艾灸疗法

艾灸疗法是以艾绒为主要原料，点燃后放置腧穴或病变部位，进行烧灼和熏熨，通过其温热刺激及药物作用来防治疾病的一种外治方法。其历史悠久，治症甚多，寒热虚实皆可用之，有"灸治百病"之说。虽然在灸治过程中艾叶进行了燃烧，但药性犹存，其药性可通过体表穴位进入体内，渗透诸经，起到治疗作用；又可通过呼吸进入机体，起到扶正祛邪、通经活络、醒脑安神的作用；对位于体表的外邪还可直接杀灭，从而起到治疗皮部病变和预防疾病的作用。

灸法能对机体各系统起综合调理的作用，调整机体脏腑功能，促进新陈代谢，增加血液中细胞的吞噬能力，增强免疫力，起到扶正祛邪的作用。现代研究发现艾灸主要是通过影响免疫系统，血液循环消化、神经系统来发挥作用。临床使用的大多数穴位均可以进行艾灸疗法，需要注意以下几点原则：①过饱、过饥、大渴、大惊、大恐、大怒之时不宜进行艾灸。②实证、热证及阴虚发热的患者不宜艾灸。③妇女妊娠期，腰骶部和小腹部不宜施灸。④颜面部、心前区、大血管和关节活动处不可用瘢痕灸。

对于抑郁症的治疗，艾灸时可选取以下穴位：①五脏俞穴：心俞、肺俞、脾俞、肝俞、肾俞。心藏神，肺藏魄，肝藏魂，脾藏意，肾藏志，选用五脏俞穴艾灸能达到静心安神、补肾健脾、平肝疏气的作用，使五脏气机调和，脏腑功能逐渐趋于正常。②大椎穴：大椎统阳经，百会汇百脉，能调节神志方面的疾病，从内脏各有所属而强化意志调节能力，达到"实五脏而解抑郁"的目的。③百会、四神聪：艾灸百会可令脑安神。④内关、神门：灸内关、神门可补益心气，养心安神。⑤足三里：灸足三里可调理脾胃、补中益气。⑥三阴交：肝脾肾三经交汇于三阴交，灸三阴交穴可以调三脏，涌泉穴则可以引神下行，继而使心神安宁。⑦神阙、气海：灸这两个穴位可以理气活血，意守丹田，守神定志。

艾灸疗法不仅可以对机体产生长久刺激，延长安神效应，使组织器官的活动能力改善，同时可以向大脑持续不断地反馈刺激信息，形成一种温和柔和、暖心持久的非特异性刺激冲动，有助于从身心两方面同时治疗。而且，艾灸法可以使患者自行参与其中，获得改善腑脏功能后，在艾灸过程中逐步提高患者的自我治疗信心，最终纠正情志不舒，肝气郁结，气机失调等抑郁病的根本病因。

5.拔罐疗法

拔罐疗法是通过使用特制的罐具在患者身体表面刺激经络和穴位，以达到疏通经络、行气活血、平衡气血的目的，是一种传统的中医外治疗法。这种疗法在临床中被广泛用于治疗各种疾病和不适。

对于抑郁症的治疗，拔罐疗法主要是通过刺激经络和穴位，调节患者的气血循环，促进身体内部的能量平衡，从而达到缓解抑郁症状的效果。首先，拔罐疗法能够促进血液循环，增加氧气和营养物质的供应。抑郁症患者常常出现血液循环不畅的情况，导致身体各部分的氧气和营养物质供应不足，从而引发抑郁症状。拔罐疗法通过刺激经络，帮助身体恢复正常的血液循环，增加氧气和营养物质的供应，有助于缓解抑郁症状。其次，拔罐疗法对于调节人体的神经系统有着显著的作用。抑郁症患者的神经系统常常处于萎靡状态，容易产生恐慌和焦虑情绪。拔罐疗法通过刺激穴位，有助于平衡神经系统，提高神经系统的兴奋性，从而缓解抑郁症状。此外，拔罐疗法还可以刺激人体内分泌系统的功能，调节患者的内分泌平衡。抑郁症患者的内分泌系统常常失调、自主神经功能紊乱，导致身体各种功能障碍，进一步加剧抑郁症状。拔罐疗法通过调节内分泌系统功能，有助于恢复患者的内分泌平衡，从而缓解焦虑症状。

使用拔罐疗法缓解抑郁症状时，选择合适的穴位和拔罐时间非常重要。不同的穴位和拔罐时间对于治疗效果有很大的影响，建议患者在接受拔罐疗法之前咨询专业的中医师，根据个人情况确定合适的穴位和拔罐时间。

6.刮痧疗法

刮痧疗法是以中医经络腧穴理论为指导，通过特制的刮痧器具和相应的手法，配合一定的介质（如刮痧油、植物精油等），在体表进行反复刮动、摩擦，使皮肤局部出现红色粟粒状，或暗红色出血点等"出痧"变化，从而达到活血透痧的作用。因其简、便、廉、效的特点，临床应用广泛，适合医疗及家庭保健。

推荐刮痧治疗抑郁症的具体方法如下：

（1）刮拭督脉：从大椎穴刮拭至第十二胸椎脊突下，可提振阳气，增强体质。

（2）刮拭背部膀胱经：重点刮拭心俞、肝俞、胆俞3个穴位，以开心窍，疏肝郁。

（3）刮拭手臂内侧心包经：心包经上的内关穴和劳宫穴，可宁心安神，理气止痛，通经凉血。

（4）刮拭胸腹正中任脉：重点刮拭膻中穴、气海穴。膻中穴是心包经经气聚集之处，也是宗气聚会之处，可起到通调冲任经气，理气活血通络，宽胸理气，止咳平喘等。

（5）刮拭胸部两侧：从胸部中间向两腋方向刮拭，不宜过重，如体形较瘦者可以刮拭肋间隙，能起到宽胸宣肺理气的作用。

四、中医养生防治抑郁

随着现代健康观念的拓展（身体的和心理的健康以及对环境的良好适应）和医学模式的转变（由生物医学模式转变为生物、心理、社会医学模式），现代医学正从以治疗疾病为目标转向预防疾病，以维护和提高整体健康水平为目标。中医养生是针对不同个体和不同方面采取多种调养方法，内调外养相结合来颐养生命，增强体质，预防疾病。其包括的饮食养生、精神养生、环境养生等内容，均与改善人体机能和提高生活质量密切相关。

现代医学对于抗抑郁治疗发展了一系列辅助疗法，包括意向引导、瑜伽、催眠、按摩、生物反馈疗法等，涉及从饮食运动、生活方式到社会环境等方面，这些方法都能在中医养生中找到源头，事实上，中国文化结合中医基础理论指导下的养生方法，历来坚持整体论和辨证施治的中医养生理论，从不把人的精神孤立地看待，而是把精神看作身体的反映，有其系统宏观的理论和独特而有效的各式调养方法，提供了包含预防养生（无病预防）与疾病康复（有病防变）、病愈防复等三方面内容的整套措施，可以标本兼治地全面对抗抑郁症。

中医养生保健的核心是以天人相应、形神合一、经络学说等中医学基础理论为指导，以协调阴阳、养神、调气、保精为基本原则。从古至今，中医有三个任务：第一，养生；第二，保健；第三，才是治病。中医认为，上医是养生的医生，医未病之病；中医以保健为主，医欲病之病；下医才是医已病之病，这些都是保健身体机能抗抑郁症的最佳指导，天人合一神形皆养的多元手段更丰富了防治抑郁症的内涵。抑郁症的发生多由内因即七情过激所致，七情包括了喜、怒、忧、思、悲、恐、惊七种情志的变化。管仲曾曰："凡人之生也，必以其欢，忧则失纪，怒则失端，忧悲喜怒，道乃无处。"清代医学家吴尚说过："七情之病，看花解闷，听曲消愁，有胜于服药者也。"除此之外的饮食调养也不容忽视，医学养生大家孙思邈在《千金要方·食治篇》中说："食能祛邪而安脏腑、悦神、爽志，以资气血。""不知食宜者，不足以存生也。"可见中医自古以来就对抑郁提出了诸多的养生防治方法。

（一）中医养生原则

《黄帝内经》奠定了中医养生的理论基础，初步建构了中医养生理论体系的雏形。早在《黄帝内经》中便提出了"法于阴阳，合于术数，食饮有节，起居有常，不妄作劳"的养生原则，使养生活动有章可循、有法可依。这是要人们顺应自然变化，四季起居有常；协调饮食规律，营养摄入全面；加强体育锻炼，做到量力而行；调摄情志六欲，心境恬淡平和，以此来维持机体阴阳平衡。

1.天人相应

中医养生规律蕴藏着自然法则，强调人与自然环境、社会环境的协调，讲究体内气化升降，以及心理与生理的协调一致，并用阴阳形气学说、脏腑经络理论来阐述人体生老病死的规律。在具体的养生实践中，必须做到顺应四时气候以调养五脏之气，春养生，顺应春季阳气的生发以舒肝气；夏养长，顺应夏季阳气的旺盛以养心气；秋养收，顺应秋季阳气的收藏以养肺气；冬养藏，顺应冬季阳气的闭藏以养肾气，维护人和自然的统一。如《素问·四气调神大论》曰："春三月，此为发陈，天地俱生，万物以荣。夜卧早起，广步于庭，被发缓形，以使志生，生而勿杀，予而勿夺，赏而勿罚，此春气之应，养生之道也。"春为万物更新之始，此时人体之阳气也应顺乎自然，向上向外疏发。因此，春季养生必须掌握春令之气升发舒畅的特点，注意保护体内的阳气，使之不断充沛、逐渐旺盛，凡有耗伤阳气及阻碍阳气的情况皆应避免。《黄帝内经》还指出："夏三月……夜卧早起，无厌于日……秋三月……早卧早起，与鸡俱兴……冬三月……无扰乎阳，早卧晚起，必待日光……"强调符合自然规律的"日出而作，日落而息"，日照万物生长实际上就是天地阴阳二气在人体营卫二气的表现。从卫气的循行来解释人的睡眠的机制，"卫气入于阴则寐，出于阳则寤"。阴气盛，故产生睡眠；阳气盛，故人处于清醒状态。人体健康则营卫平衡、阴阳平衡，那么睡眠自然就能与天地同步。故而要遵循"日出而作，日落而息"的生活习惯。

脏腑也有昼夜变化规律，即脏腑主时节律，如子时（23—1时）胆，丑时（1—3时）肝，寅时（3—5时）肺，卯时（5—7时）大肠，辰时（7—9时）胃，巳时（9—11时）脾，午时（11—13时）心，未时（13—15时）小肠，申时（15—17时）膀胱，酉时（17—19时）肾，戌时（19—21时）心包，亥时（21—23时）三焦。主时脏器功能最旺盛，若此时给予脏腑调养，将达到事半功倍的效果。对于抑郁症患者，建议睡好"子午觉"，所谓子午觉，指的是"子时大睡"和"午时小憩"。子时是指23点到凌晨1点，这个时间是睡眠的最佳时机，因此，晚上一定要在23点之前睡觉。午时是指中午11点到13点，这个时间段可以小憩。子时胆经当令，子时睡觉，胆汁即可得到正常代谢，能使人更有决断力。如果子时不睡觉，长此以往便会影响胆汁代谢，损伤胆气，人也容易患精神类疾病。午时则心经当令，午时睡觉可以养心，推动血液正常运行，使人精神容光焕发，充满活力。午时若是不睡，则容易耗伤心血，疲惫倦怠，反而下午工作效率不高。

顺应四时养生原则应具体贯穿到饮食、运动、起居、防病、精神调养等各个方面。如在饮食方面，宜多食能温补阳气的食物，李时珍《本草纲目》主张"以葱、蒜、韭、蒿、芥等辛嫩之菜，杂和而食。"在精神调养方面，《黄帝内经》明确指出"以使志生"，即在春天要让自己的意志生发，而不要使情绪抑郁。夏季养生，古人之所以提出保养阳气，关键在于暑热外蒸，汗液大泄，毛孔开放，这时机体最易受风寒之邪侵袭。此外，还要防湿邪侵袭，因为湿为阴邪，易伤阳气，尤其伤脾胃阳气。因此，元代养生家邱处机主张夏季饮食应"温暖，不令太饱，时时进之，其于肥腻当戒"。《养老奉亲书》也告诫："夏日天暑地热，若檐下过道，穿隙破窗，皆不可乘凉，以防贼风中人。"秋冬二季自然界阴气转旺，人体的阴气亦外盛而内虚，秋季以燥为主气，燥邪伤人易伤人体津液，因此秋季养生的关键是防燥护阴。冬季养阴着眼于藏，《黄帝 内经》指出："冬三月，此为闭藏。使志若伏若匿，若有私意，若已有得，去寒就温，无泄皮肤，使气亟夺。"

2.形神共养

所谓形神共养，是指不仅要注意形体的保养，而且还要注意精神的摄生，使形体强健，精力充沛，身体和精神得到协调发展，才能保持健康长寿。形神合一又称形与神俱，形神相因，是中医学的生命观。形者神之质，神者形之用；形为神之基，神为形之主；无形则神无以生，无神则形不可活；形与神俱，方能尽终天年，因此，养生只有做到形神共养，才能保持健康长寿。中医养生方法很多，但从本质上看，统而言之，不外乎"养神"与"养形"两种，即所谓"守神全形"和"保形全神"。中医养生观以调神为第一要义，守神以全形，形神共养，神为首务，神明则形安，神为生命的主宰，宜于清静内守，而不宜躁动妄耗。故通过清静养神、四气调神、积精养神、修性怡神、气功练神等，以保持神气的清静，增强心身健康，达到调神和强身的统一。

形体是人体生命的基础，神依附于形而存在。中医养生学主张动以养形，以形劳而不倦为度，用劳动、舞蹈、散步、导引、按摩等，以运动形体，调和气血，疏通经络，通利九窍，防病健身。静以养神，动以养形，动静结合，刚柔相济，以动静适宜为度。故形神共养，动静互涵，才符合生命运动的客观规律，有益于强身防病。

3.平衡阴阳

阴阳理论是中国传统医学的重要组成部分之一，也是中医理论体系的核心理论。它不仅是对宇宙万物运行规律的描述，也是对人体生命活动和疾病发展规律的理论总结与指导。阴阳并非绝对对立，而是相对的，即在某种条件下，阴可以转为阳，阳亦可转为阴，二者相互转化，保持动态平衡。人体就是一个阴阳运动协调平衡的统一整体，中医认为阴阳失衡是导致疾病的重要原因之一，阴阳失衡表现为阴阳偏盛或偏衰，比如阴虚阳亢可导致失眠、口干口渴；阳虚阴寒可导致腹泻、腰膝酸软等，通过调整阴阳平衡，可以有效地治疗各种疾病，提高机体抵抗力和自我修复能力。因此，达到阴阳平衡是维持健康的基本前提之一。中医养生学从阴阳对立统一、相互依存的观点出发，认为脏腑、经络、气血、津液等，必须保持相对稳定和协调，才能维持"阴平阳秘"的正常生理状态，从而保证机体的生存。故保持人体阴阳协调平衡是中医养生学中一条重要的养生法则，无论精神、饮食、起居的调摄，还是自我保健或药物的使用，都离不开阴阳协调平衡，以平为期的宗旨。

4.调和气血

气血是中医基础理论中的重要概念，气血是人体生命活动的基础，气血的平衡与畅通对于身体健康至关重要。气血在人体内相互依存、相互作用，共同维持生命活动的正常运转。气主升降出入，主要运行于经络之中；血主濡润滋养，主要在脏腑经络中流通。二者共同作用，保证了人体的生长发育、新陈代谢、免疫防御等方面的正常运作。若气血失调，则会导致身体不适，亦会引发各种疾病。

中医养生非常注重调节气血的平衡，可通过饮食调理、运动锻炼、精神调养、针灸、按摩、药物调理等多种方法来调和气血。例如通过调整饮食结构，摄取有益于气血的食物如五谷杂粮、新鲜蔬菜水果、优质蛋白质等；适度运动可以促进气血流通，增强体质；精神调养则包括保持良好的心态，避免情绪波动过大等；针灸、按摩疗法则可以通过调节经络气血的运行，促进局部血液循环，维持人体正常功能，舒缓疲劳，从而防治疾病；药物调理则是通过中药调理体内的气血状况，帮助其恢复平衡。

总的来说，中医养生强调调节气血的平衡，保证气血运行通畅是维护身体健康的重要手段。通过合理的饮食、适度的运动、良好的心态以及必要的中医调理，可以促进气血的平衡，增强身体的抵抗力和自愈能力，提高生活质量。

接下来将从饮食养生、运动养生、情志养生以及五音疗法等方面，向大家分享中医防治抑郁的养生方法。

（二）饮食养生

中医传统饮食养生强调"食饮有节""谨和五味"，"食饮有节"就是主张饮食适量，反对饥饱失常和饮食过寒过热。关于"谨和五味"，中医饮食养生认为把酸、苦、甘、辛、咸五味调和得当，就可以颐养天年。

中医饮食养生最常见的形式就是药膳，孙思邈在《千金翼方·养老食疗》曰："安身之本必须于食""不知食宜者，不足以全生"。药膳遵循"医食同源""药食同源"的思想观念，以中医药学的基本理论为指导，以防治疾病为目的，采用中国烹饪技艺为加工手段，具有作用缓和，安全无毒、简便易行、易被人们接受等特点。孙思邈《备急千金要方》食疗篇中说："食能排邪而安脏腑，悦神爽志，以资气血，若能用食平疴、释情遣疾者，可谓良工。"阐明调摄饮食是防病、祛病的上策；能用食物治愈疾病，解人忧愁的医生方称之"良工"。历代医家也都主张"食疗"。如张仲景的《金匮要略》有关食疗法的条文80余处。全书运用的食物性药物38种，组成的食疗方13首，70%的方中运用了药食同源的药材，治疗疾病10余种。张锡纯《医学衷中参西录》曰："用之对证，病自渐愈，既不对证，亦无他患。"饮食不仅可以养生，更具疗效，针对病情辨证施食亦可作为各种疾病的辅助疗法。

1.因时因地因人，均衡摄养

元·忽思慧在《饮膳正要》中提道："春气温，宜食麦以凉之；夏气热，宜食菽以寒之；秋气燥，宜食麻以润其燥；冬气寒，宜食黍以热性治其寒。"是根据四时寒暑变化，通过调整饮食以达到协调机体内外阴阳的作用。我国地域辽阔，各地寒温差异也较大，对其饮食应有所选择。如气候干燥的西北高原，应常食银耳、梨等柔润之品；而气候潮湿的东南山区，应多吃薏苡仁、蚕豆等健脾化湿的食物。对不同体质的个体也应据其体质有所取舍，如阳虚畏寒者，宜食韭菜、煨姜炖狗肉等，多食辛味的食品以温补壮阳。阴虚火旺者宜食木耳、龙眼肉炖甲鱼等，多吃酸甘食品以滋阴润燥。总之，应根据气候、地理环境、个体体质差异、因时因地、因人施食，以达强身健体、预防疾病之目的。

"五谷为养、五果为助、五畜为益、五菜为充"是古人对合理膳食的一种认识，蕴含着食物要合理搭配，种类要丰富多样，同时要兼顾谷、肉、果、菜五味属性，强调营养均衡，食物多样，谷类为主；多吃蔬菜和水果；常吃适量的鱼、禽、蛋和瘦肉等。《灵枢·五味》曰："五味各走其所喜，谷味酸，先走肝；谷味苦，先走心；谷味甘，先走脾；谷味辛，先走肺；谷味咸，先走肾。"饮食也要因四季不同而变，春多酸、夏多苦、秋多辛、冬多咸。但春季味过于酸，则易伤脾胃，故要省酸增甘以养脾气，夏季要注意省苦增辛以养肺气，秋季要省辛增酸以养肝气，冬季要省咸增苦以养心气。中医养生之道反对过进肥甘、恣食生冷，告诫人们根据不同季节的气候特点来考虑饮食的宜忌，如在阳气生发的春季，应常吃一些清淡甘凉的水果、蔬菜，以免积热在里；在阳气隆盛的夏季，常遇暑湿，人体出汗较多，应常吃一些利湿消暑，养阴益气的食品；在阳气收敛的秋季，气候凉爽干燥，宜多吃一些生津养液的食品；在阳气潜藏的冬季，则易酌情温补，还得注意"饮食以时，饥饱适中"。

随着年龄的增长，脏腑功能逐渐减退，肾之精气渐衰，精血不足，则易导致脏腑功能紊乱，阴阳失去平衡而出现抑郁症。从中医养生抗衰防老所确立的治则治法来看，老年期膳食总以调整阴阳和脏腑气血之平衡为原则，宜食用既清淡易消化又富含蛋白质、维生素和钙质的食物以延缓衰老，增进健康。常用与抗衰老有关的食物有：蜂乳、花粉、大豆及豆制品、花生、黑芝麻、核桃、牛奶、银耳、香菇、新鲜蔬菜、水果、瘦肉之类。忌食高糖高脂，及有伤津耗液之弊的辛辣、腥膻食品及发物，如油炸食品、海产品、辣椒、羊肉、猪头肉、咖啡等。

2.抑郁症的饮食养生原则

"喜怒哀乐之始发，均非进食时，然在喜乐犹可，在哀怒则不可。怒时食物易下难消，哀时食物难消也难下，俱宜暂过一时，候其势之少杀"。饮食水谷，既是养生之本，又是致病之源，饮食失节，过饥过饱，五味偏嗜，进食不洁，均能致病，养生防病必须把好"病从口入"关。

抑郁症多为气郁，气郁体质食补可选用具有理气解郁、调理脾胃功能的食物：杂粮类的如大麦、荞麦、高粱；蔬菜可以多吃刀豆、蘑菇、萝卜、圆葱、苦瓜、丝瓜等，水果适合吃柑橘。表现为胸闷，喜欢叹气，两胁胀痛等，情绪不好就症状加重，则是典型的肝郁气滞的症状了，各类花茶都可以饮用，蔬菜中的萝卜是较为理想的顺气药，比较辣的食物都是顺气的食品，如辣椒、生姜、芥末、胡椒等，橘子皮、柚子皮、小金橘柠檬等都可以使用。药膳可选用佛手生姜汤、玫瑰花粥、郁金清肝茶、葱煮柚子皮等。

当热扰动心神，或心失所养，心神不安以及肝失柔和之象的时候，就会出现持续的紧张不安，和心悸、失眠、出汗等情况时，原则上用偏寒凉的食物和偏酸甜的食物，偏寒凉的食物，如牛蒡、薄荷、百合、芹菜、马齿苋、荸荠、萝卜、绿豆和多种绿叶蔬菜；偏酸甜的食物，可以缓解人们的紧张不安，像西红柿、红薯、山楂、苹果、山里红、赤小豆、大枣、芍药花等，枸杞子也可以使用。在肉食上主张采用禽类，例如鸭子、鹅、鸽子、鹌鹑、乌骨鸡等都是不错的选择。药膳可选用夏枯草煲猪肉、菊花粥、菊花绿茶饮等。

当肝气郁结乘脾胃，就可以出现容易腹泻、恶心呕吐等状态，患者应先恢复正常的饮食状态：采用的饮食以平和为主，不宜过于油腻的食物，可以用生姜片含于口中，或加入菜中；以粥较为理想，且采用清淡的大米或小米粥，不宜太稀太稠，少少频饮；可以食用山药、白扁豆、薏苡仁等，煮汤或熬粥均可。

肝郁乘脾，脾运不健，生湿聚痰，出现咽喉梗塞感（梅核气）宜采用认为既能顺气，又能化痰的食物：蔬菜主要有各种竹笋、毛笋、冬瓜、萝卜、鱼腥草等；水果像橘子、柚子、芦柑、西瓜（包括皮）都是很好的选择；海产品如海带、海白菜等。

心脾胆虚的时候，出现多思善虑，心悸胆怯，善惊易恐等现象一般体力较弱，所以基本以补为主，可以采用贝壳类食物作为收敛心神的一种方法，如牡蛎、海蛤等，可以多食略温的肉制品，如羊肉、牛肉、老母鸡和小公鸡等；可以适当用药物进补，如人参、西洋参都可以考虑，可以熬汤或炖汤喝；如果出现尿频，会有几种情况：一种是下焦湿热，患者同时还有尿痛、尿黄赤等，如绿豆、赤小豆、车前草、苋菜、芦荟等都可以选择；二是肝气郁结，这种患者紧张不安的情况尤为明显，同时还会出现手、头、舌等颤抖的症状，可进食大量的酸甜食物，尤其是白芍、乌梅、杨梅甚至草莓，可能会收到意想不到的效果；三是肾虚，患者会有性方面的问题，以及记忆力减退等，进食肉食如羊肉、狗肉、牛肉、鳖鱼、海产品，甚至可以使用动物的性器官（俗称的"鞭"），也可以进补冬虫夏草、枸杞子等。

3.常见的抗抑郁食物

近年来发现许多食品的营养素均具有确切的抗忧郁作用。如膳食纤维能为肠道菌群提供食物，可改善情绪和抵抗抑郁。具体来说，部分肠道菌群可以通过分解发酵的膳食纤维产生短链脂肪酸，而短链脂肪酸正是调节5-羟色胺合成的关键信号物质。当短链脂肪酸充足时，5-羟色胺合成量增加，人们就会感到愉悦。蔬菜水果以及粗杂粮、坚果都是膳食纤维的良好来源。食物中的维生素B_1、B_{12}也与人类精神健康息息相关，维生素B_1和神经系统的各种活动有关，当体内维生素B_1水平较低时，可能会导致记忆力减退、注意力不集中以及情绪低落、抑郁等，维生素B_1广泛存在于很多种粗杂粮中，而维生素B_{12}则主要存在于肉类、蛋类等动物性食物中，一些发酵食物如豆豉、纳豆等发酵豆制品中也有部分维生素B_{12}。还有维生素D不仅对骨骼健康至关重要，同时还影响着5-羟色胺的水平。当维生素D不足时，也会影响人们的心理健康状态；还有研究发现，对于重度、反复发作的抑郁症患者来说，补充Omega-3多不饱和脂肪酸，如DHA和EPA，能降低抑郁症复发风险，对于不常吃海鲜水产的朋友来说，适当补充DHA和EPA依然会有其他方面的好处。此外，叶酸、铁、镁、钾、硒、锌等营养素，也被发现与抑郁症状的预防和治疗有关。下面就列举10种可以抗抑郁的常见食物：

（1）香蕉：香蕉是维生素B_6的良好来源。维生素B_6在人体内起着重要的调节神经递质的作用，包括血清素和多巴胺。这些神经递质与情绪和幸福感有着密切的关系。抑郁症患者通常存在神经递质的不平衡，而增加维生素B_6的摄入可以帮助调节这些神经递质的水平，从而改善情绪和心理状态。香蕉中还富含三种重要的营养素：镁、维生素B_9（叶酸）和色氨酸。镁可以帮助舒缓紧张和焦虑，而抑郁症患者常常伴随这些症状。叶酸对于神经系统的正常功能至关重要，它可以提高身体中的血清素水平，从而改善情绪。色氨酸是一种必需氨基酸，它是血清素的前体物质。血清素是一种重要的神经递质，对情绪和睡眠有着重要的影响。香蕉中的色氨酸可以促进血清素的合成，进而改善抑郁症症状。

（2）大枣：中国古代对大枣的性味和营养、医药价值曾有一句评语："北方大枣味有殊，既可益气又安躯。"大枣中富含蛋白质、糖、有机酸、黏液质、氨基酸和硅、钙、磷、铁等微量元素，其中尤以糖和维生素C最为丰富：鲜枣含糖量达到20%～36%，而干枣则达到55%～80%，每百克鲜枣中含的维生素C多达300～600μg之多。现代药理学研究指出，干枣肉有提高肌力、增加体重、维护肝功能、减少胆固醇以及镇痛、安抚、抗炎、抗过敏性等功效。

（3）番茄：番茄富含抗氧化剂，其中的番茄红素有助于保护脑细胞免受自由基的损伤，减少认知功能下降的风险。此外，番茄还富含叶酸和维生素B_6，有助于调节情绪和提高大脑功能。多项早期研究认为，番茄红素与心理健康和身体健康关系密切，其机制是番茄红素可降低氧化压力，防止健康大脑细胞受损。一项新研究发现，每周吃几次西红柿可以使罹患抑郁症的危险降低一半。西红柿中富含的多种抗氧化成分具有抗击多种疾病的功效，其中番茄红素不仅有助于抗击抑郁症，还能够降低前列腺癌和心脏病风险。

（4）苹果：苹果含B族维生素、维生素C以及胡萝卜素、烟酸等，并富含葡萄糖、脂类、蛋白质、果酸、磷、钙、铁、钾、锌、纤维素、苹果酸等，而苹果皮中亦含车菊素。苹果中不但富含人脑所需要的营养物质，如多糖、矿物质，还同样富含锌成分。锌还是组成与记忆有关的核酸和蛋白质所需要的关键能量因素，多食水果有着促进记忆、增强智力的功效。苹果的香味是治愈抑郁情绪与压抑感的"良药"，经多次试验研究表明，在多种香气中，以水果的香味对人的心灵健康影响最大，并有着显著的消除心理抑郁情感的效果。

（5）莲子：莲子可生吃，其味清香，营养物质丰富。在药用时，由于莲子要去皮、心，所以在中药方剂中称其为莲肉，有养心、补脾、益肾等诸多作用。而莲子生用能补益心脾，熟吃能补益脾胃，善治心慌、抑郁、脾虚、泄泻等病症。莲子中的一种青绿色的小胚芽叫作莲子心，具有苦味。莲子心也是一味中草药，善治心神不安，非但可治精神抑郁等症状，同时还有助于调治高血压。

（6）芡实：芡实为睡莲科水生植物芡的种仁，因其形状相似于鸡头，故亦称鸡头果，或鸡头米等。其种仁既为食物，也为药物，并可春粉后取用。芡实中一般含有淀粉、蛋白质、脂类、钙、磷、铁、维生素B_1、维生素B_2、维生素C等。芡实有补脾益肾、燥湿止泻等功能。适用于抑郁伴有脾肾亏虚患者的辅助食疗。

（7）鱼肉：鱼肉中的Omega-3脂肪酸，特别是二十二碳六烯酸（DHA），在大脑发育中起着重要作用，这些脂肪也可能对心理健康发挥重要作用，有研究表明，食用大量Omega-3脂肪DHA的人们很少出现抑郁，攻击性和敌对情绪。健康的脂肪有助于形成健康保护膜，将营养物质顺利地输送到脑细胞中，减少炎症反应，提高5-羟色胺水平。5-羟色胺是影响我们情绪的关键神经递质之一，因此从饮食中摄入大量DHA可帮助调整心态，控制情绪。建议每周至少食用两份含脂肪的鱼类，例如鲑鱼、鲱鱼、鲭鱼或沙丁鱼，或寻找添加了Omega-3 DHA的食物。

（8）百合：百合富含淀粉、蛋白质、脂类，和钙、磷、铁、维生素B_1、维生素B_2、维生素C、泛酸、类胡萝卜素等营养物质。具有良好的抗抑郁作用，百合不仅具有较好的营养物质滋补之功，而且对病后身体虚弱、神经系统官能症等所引起的抑郁大有帮助，适合产后抑郁的患者。

（9）莴笋：莴笋又称莴苣，其中富含蛋白质、糖类、胡萝卜素、维生素B$_1$、维生素B$_2$、维生素C和铁、磷、钙等营养物质元素。莴笋除有清热化痰、利尿通乳的功效之外，还兼具安神、镇定等功效，最适宜于虚弱抑郁者服用。在吃饭前，将莴笋连带皮切块煮熟后再喝汤，尤其是在睡前服用会有催眠作用。适用于虚弱、产后抑郁患者。

（10）巧克力：巧克力不仅是一种令人愉悦的零食，它还拥有一些神奇的成分，能够对抑郁症产生积极的影响。首先，巧克力中含有丰富的可可固醇，这种成分可以促进身体释放内啡肽，即俗称的"幸福激素"。内啡肽能够带来愉快感和放松感，从而缓解焦虑和抑郁情绪。此外，巧克力中还含有多种抗氧化剂，如黄酮类等物质。这些抗氧化剂能够减少体内自由基的生成，保护脑细胞免受氧化损伤。研究表明，抑郁症患者通常存在氧化应激的问题，而摄入富含抗氧化剂的食物可以改善这一情况，提升心情和认知功能。

（11）咖啡和茶：咖啡和茶是咖啡因的来源，可以帮助我们提神。当我们摄入咖啡因时，它对情绪有促进作用。研究显示饮用咖啡（和茶）有助于预防抑郁症。人们对咖啡因的耐受性各不相同，许多人摄入咖啡因不会带来负面影响；但对于某些人来说，经常摄入过多的咖啡因或一次摄入过多会引起一些困扰。绿茶中的咖啡因比咖啡少，是抗氧化剂或茶多酚的主要来源，且还含有茶氨酸，可以帮助减轻压力和促进镇静感。

（三）运动养生

运动养生是通过活动身体来维护健康、增强体质、延长寿命、延缓衰老的养生方法。常见的中医运动养生功法包括五禽戏、太极拳、八段锦、禅坐、一指禅、松静功、胎息法等，可通过调心、调息、调身，使心身融为一体，营卫气血周流，百脉通畅、脏腑和调，以达到强身保健目的，对于抑郁症的防治大有好处。

中医功法强调身心和谐与平衡。通过调节呼吸、放松身体、调节情绪等方式，中医功法可以帮助患者缓解压力、改善情绪，从而达到治疗抑郁症的目的。中医功法中的呼吸练习对于缓解抑郁症具有重要意义，深呼吸可以帮助患者放松身心，减少焦虑和紧张情绪。一些中医功法如太极拳、八段锦等，都注重呼吸的调节，通过深长细缓的呼吸来平衡体内的气血，进而改善情绪状态；中医功法中的身体运动也有助于缓解抑郁症，通过柔和的身体运动，可以促进血液循环，缓解身体疲劳，提升身体的能量水平，这些身体运动还可以帮助患者释放身体的负面情绪，改善情绪状态；此外，中医功法还强调内心的调节和平衡，通过冥想、放松训练等方式，可以帮助患者调整心态，减少消极情绪，增强自我意识和自我控制能力。这种内心的调节和平衡对于治疗抑郁症至关重要。中医功法防治抑郁症并非一蹴而就的过程，需要患者长期坚持和耐心练习。同时，中医功法防治抑郁症也需要结合患者的具体情况进行个体化的调整，以达到最佳的治疗效果。

总之，中医功法作为一种重要的运动养生方法，在抑郁症的治疗中具有独特的优势和作用。通过呼吸练习、身体运动和内心调节等方式，可以帮助患者缓解压力、改善情绪，从而达到治疗抑郁症的目的。接下来将具体介绍三种常用中医功法，供大家参考学习。

1.八段锦

八段锦以中医理论作为根基，对周身十二经脉、任督脉的穴位、肌肉、骨骼等进行刺激和调整，从而平缓柔润地调节肺、脾胃、心、肝、肾等脏腑，达到平衡阴阳、调理脏腑、疏通经络的作用。尤为重要的是，八段锦不仅可以养生保健、防病驱邪，还可以通过身体动作，间接起到平和心态、舒缓情绪的心理调整效果。

清末光绪初年的《易筋经外经图说》记载："两手托天理三焦，左右开弓似射雕，调理脾胃须单举，五劳七伤往后瞧，摇头摆尾去心火，背后七颠百病消，攒拳怒目增气力，两手攀足固肾腰。"正是这一记载，确定了流传至今的八段锦功法。近年来国家体育总局、北京体育大学对八段锦进行挖掘和普及，现在已经作为常用的养生功法，被越来越多的人所熟识和运用。

八段锦功法主要由八个动作组成，"两手托天理三焦"是将全身进行尤其是腰背部进行提拉，拔伸胸腔及腹部，可以牵拉手太阴肺经，手厥阴心包经、手少阴心经，对上、中，下三焦的气机都有牵引升提作用，使三焦气机流畅，充分散布体内津液，对肺、心、腹等脏器有刺激作用。"左右开弓似射雕"则通过双手引弓开胸的动作，调节胸中手三阴经经脉之气，疏通营血，清顺肺之宗气。"调理脾胃须单举"是通过双上肢对拉配合，对脾胃、肝胆等中焦起到按摩作用，有效将脾胃气机的升降维持在一个相对平衡的状态，促进肠胃蠕动和气机的提升。"五劳七伤往后瞧"是通过两臂外旋、展肩扩胸动作，有利于对手三阳经、手三阴经和任、督二脉起到激发作用，并刺激背部穴位，协调全身经络气机。"摇头摆尾去心火"则可以通过屈膝和前俯，使心火下移小肠及膀胱经，肾水上济于心，起到水火交融的功效。"两手攀足固肾腰"是前倾和引腰动作，刺激督脉、膀胱经，起到激发肾气，固护肾精的作用。

"攒拳怒目增气力"的动作要点是马步冲拳，瞪眼怒目，旋转手腕，手指抓握，双手攒拳；可以充实全身筋脉，增强肝经气血流通，激发肝气生发，同时对肾经血脉流畅也有促进作用。

"背后七颠百病消"则是通过双足十趾抓地刺激足三阴、足三阳经脉，起到调节肝脾肾、膀胱、胃等脏腑的功能，还可以调整刺激督脉和脊柱，从而通畅周身气血经络。

八段锦是通过不同的动作，对经络、穴位、筋骨等进行刺激和调节，以达到平衡脏腑、疏经通络的作用，使体内气血呈现周流不息的状态。此功法练习起来无须器械，不受场地局限，简单易学，抑郁患者可每日练习八段锦，通过调畅五脏气血经络，达到气血平稳，身心宁静的作用。

2.太极拳

太极拳集中国古代的吐纳、导引、体操、拳法于一体，是一项动静结合、身心合一、天人相应的运动。太极拳强调天人合一，认为人与自然要协调发展，应该顺乎自然，人的个体也应达到局部和整体的相互协调统一。它是一种意识、呼吸、动作密切结合的运动，其要求眼随手转，眼向前平视，延展及远；呼吸自然、均匀；动作柔和、缓慢、连贯；练习后微出汗，运动量适中；可使血液循环加快，周身舒畅，不易出现机能代谢的剧烈变化，对于中老年、产后体弱者和慢性病患者进行身体锻炼尤为适宜。

太极拳不仅讲究绵而不断、柔而不松的形动，更追求情绪稳定、心态平和的境界。练太极拳要精神专注，排除杂念，将神收敛于内，而不被他事分神，要眼法与步法、身法一致，精神高度集中，这就是所说的"心静""神凝"，是中枢神经对肢体调节的极佳体现。太极拳以松静养气、通经活络为主，有修身养性之功效。人们在练拳过程中思想注意放松并调整呼吸，每次练拳下来心情舒畅精神饱满。身体微微出汗，增加体内的新陈代谢，从而缓解了精神压力。

太极拳以积极的意志活动去调节人的心灵状态，并积极配合人身体内在复杂的生理心理过程，让人清心寡欲，知足常乐，注重思维集中，心神内守，使人在太极拳运动之后仍然充满了活力，起到了心灵双修的作用。太极拳强调意气合一，通过调节呼吸和内气，可以有效地缓解压力、调节情绪，使人的心态变得更加平和、稳定，长期练习太极拳，可以帮助人们更好地应对生活中的各种挑战和压力，提高心理健康水平。太极拳的呼吸练习可以有效地调节呼吸系统和循环系统的功能，促进气血流通和新陈代谢，可以帮助人们更好地排出体内的毒素和废物，改善身体内部的健康状况，增强身体的免疫力。

由此可见，长时间锻炼太极拳可以调整身体与心理的平衡，消除不良情绪，对防治抑郁有独特的效果。

3.五禽戏

五禽戏又称五禽操。《说文解字·内部》云："禽，走兽总名。"五禽戏即通过模拟虎、鹿、熊、猿和鸟五种动物的形态动作调心、调气、调形来舒展身体而使气血调畅、脏腑得养，以达到舒畅情志、强身健体、延年益寿之效。如虎戏中通过托举下按升降交替，疏通三焦气机，促进气血的调畅而舒畅情志；熊戏中通过腰腹转动，能够引导中焦气机的运行，同时能够按摩腹部诸脏腑，促进其气血的运行，使之更好的发挥生理功能。在练习五禽戏时，动作应该舒缓自然，以情入景，将自己代入到五禽中，从而最大程度上舒缓形体、调畅气血，从而神清气爽、气机调畅、强身健体。从而纠正人们的心理障碍及心理疾病，改善人们的抑郁、焦虑和紧张。

（四）情志养生

中医养生强调形神合一、形神共养。形，即人之形体，包括构成人体的脏腑、经络、精、气、血、津液、五官九窍、肢体以及筋、脉、肉、皮、骨等。神，即以神情、意识、思维为特点的心理活动现象，以及生命活动的外在表现。二者是相互影响，密不可分的一个整体。形神共养，即不仅要注意形体的保养，而且还要注意精神的调摄，使得形体健壮，精力充沛，二者相辅相成，相得益彰，从而使身体和精神都能够均衡统一的和谐。形神共养在具体运用上可分为两个方面，即所谓"守神全形"和"保形全神"。前者是指从保护心理健康的基础上使心理和形体都能达到健康；后者是指通过形体锻炼、饮食调解、起居调摄等方面，使形体与精神协调发展。

传统的中医养生学十分重视精神的调养。它要求人们思想上安定清静，心境坦然，不追求名利，不妄发喜怒，也不要有贪欲和妄想，尽量减少不良的精神刺激和过度的情绪波动，以保持心情舒畅，精神愉快。在这种观念的指导下，中医情志养生通过各种方法怡养心神、调摄情志、调剂生活，保护和增强人的心理健康、达到形神的高度统一，提高健康水平，进而防治抑郁，下面将详细介绍中医情志养生的具体方法。

1.移情易性法

当抑郁患者面临比较严重的压力或刺激时，有时依靠自己的心理调节已经难以完全化解内心的负面情绪，这时就有必要进行适当的情志干预，调整他们的心理状态，让精神得到调畅，心理得以平衡。移情易性主要是指用积极、美好的事物或环境转移患者的注意力，改变患者的情绪偏向；或是顺从某些患者的意志，让其遂所愿；或是劝解开导，给患者排忧解难，从而祛除患者的心理障碍。

在忧郁过度时，人们应该适时把积压的情感疏散、宣泄开来，如哭诉、作文、歌唱等，而作为聆听者，要采用同情、关切、忍耐的心态；又如采用情绪转换法，通过选择性做些自己感兴趣的事物，如琴、棋、书、画等，可以转化悲愁之情。清代中医吴尚先在《理瀹骈文》中认为："七情之病也，看花解闷，听曲消愁，有胜于服药者矣。"当人们产生恐惧心理而引起的睡眠紧张时，应当适时加以引导，也可和亲人好友闲聊、看心理剧、读书等，待恐慌心情逐渐消失后再睡觉，平时应该禁止看惊悚类型的书籍电影；如果恐惧于黑暗，可开灯，并避免独自就寝等。如在面临某一问题，百思不得其解之际，就应该主动地从中摆脱出来，以转移这种不良心理状态，而不应该思不休止；又如在已经因过思导致焦虑、抑郁之时，就应该选择某些释放自己、解脱思想的项目，如下棋、踢球、登山等，并投其所好，劳逸结合，方能摆托焦虑、抑郁情绪，就如同在《续名医类案》中说的："虑投其最好以移之，病则自愈。"当情志过怒，超出自我调节范畴时，就应当适时发泄对自我的愤怒之情，以释放自己，可采用大声呐喊、拳击、运动、书写等方法。同时，人们在平时也要做好自身素质的修养，提高自己管理、调整情绪情志反应的能力，对利害得失不萦于怀，学会心平气和、理性地对待不平之事。

2.以情胜情法

《黄帝内经》中早有关于五情相胜之说，《素问·阴阳应象大论》提出的"悲胜怒""恐胜喜""怒胜思""喜胜忧""思胜恐"是从五行相胜规律进行情志疗法的发端。朱丹溪提出："怒伤于肝者，以忧胜之，以恐解之；喜伤于心者，以恐胜之，以怒解之；忧伤于肺者，以喜胜之，以思解之；思伤于脾者，以怒胜之，以喜解之；恐伤于肾者，以思胜之，以忧解之；惊伤于胆者，以忧胜之，以恐解之；悲伤于心包，以恐胜之，以怒解之。此法惟贤者能之。"朱丹溪此论述，正是对五行相生相克理论进行的细化和应用。对于抑郁患者，可采用以喜胜悲、以思胜恐、以怒胜思等方法。

（1）以喜胜悲：《素问·阴阳应象大论》指出："悲伤肺，喜胜悲。"《儒门事亲》提道："喜可以治悲，以谑浪亵狎之言娱之。"当情志过悲时，应该刻意地做那些令自己情绪愉快的事物，如看喜剧片影视、听相声、打游戏等。金元四大家之中的张从正善于以情志疗疾，有记载医案"余尝以巫跃妭抵，以治人之悲结者"，他常假扮并仿效女巫的表演行为动作，以取悦患者，使患者情绪愉快，最后悲消而病痊愈。现代临床科学研究也表明，以喜胜悲法，就是按照患者平时的爱好选取适当的娱乐项目或者交流项目，比如下棋、看电视、谈养生等，而且对老年患者而言，这样还能够缓解他们的孤独感。

（2）以思胜恐：患者进行自主思维，积极排除恐怖心情，即为"以思胜恐"法。恐则气下，惊则气乱，气机涣散不可敛藏；思则气结，可收敛涣散之气。正如《素问·阴阳应象大论》云："恐伤肾，思胜恐。"张子和认为："思可以治恐，以虑彼忘此之言夺之"。《续名医类案·惊悸》记载，卢不远医治沈君鱼之终日畏死案，卢不远给沈君鱼开完药后，并留宿于其家，与其长谈，后又推荐其去寺中坐禅百日，才得以恢复。所以，针对伴有惺恐的抑郁患者，可加以深度思索，可看悬疑剧、读书、解题、下棋等。

（3）以怒胜思：脾之志为思，思虑过度可导致脾气郁结；怒为肝志，可升发肝气，使郁结之气宣散，故思虑过度者，当"以怒胜思"。《素问·阴阳应象大论》指出："思伤脾，怒胜思。"《儒门事亲》提道："怒可以治思，以污辱欺罔之言触之。"思虑过度时，可予侮辱欺诈的语言使其生气。《丹溪心法》中记述朱丹溪用"以悲胜怒"的情志护理相胜方法治愈了一位妇人，其因思夫之心而患病不能进食，使其父以掌掴之，并叱喝其有外思，妇人在大怒后进食。故过思之疾，惟怒能解，怒属木，能冲脾土之气结，气机顺畅而痊愈。

3.顺志从欲法

《灵枢》中有言："未有逆而能治之也，夫唯顺而已矣……百姓人民，皆欲顺其志也。"对于抑郁症患者，可以本着合情合理的原则，顺从他们的一些意愿，满足他们一定的心理需求，从而改善他们的精神状态。尤其对于那些因过分压抑、胆怯而难遂所愿，日久而成的抑郁情志尤为适宜。张介宾在《景岳全书》中说："以情病者，非情不解。其在女子，必得愿遂而后可释。"这句话尤其适用于产后抑郁患者的情志调理，因为女性由于自身性格的原因，多优柔寡断、隐忍不发，不似男性喜欢直抒胸臆，将自己的所愿所求直接表达出来，往往会出现愿望需求长期得不到满足的情况，这时我们要从开导患者自身和做其家属的思想工作两方面入手，一方面多与患者交谈，了解患者喜好和所愿，鼓励患者大胆说出自己的需求，尽情从事自己喜好的活动。另一方面我们要从患者家属入手，让他们理解患者的心情，生活上关心体贴患者，精神上给予他们安慰，创造一个和谐的环境。尤其是丈夫的关心和爱护，对产后抑郁症妇女更加有积极作用。正如赵濂在《医门补要》中介绍了顺志从欲的具体方法为"凡七情之喜惧爱憎，迨乎居室衣服，饮食玩好，皆与平昔迥乎相反者，殆非祸兆，即是病机。他人只可迎其意而婉然劝解，勿可再拂其性而使更剧也。"

4.劝解关怀法

劝解关怀法，就是用交谈的方式，告诉患者浅显易懂的道理，经过说服教育，让患者发泄心中的情绪，了解自身疾病的性质和自己能为之做的努力，主动消除他们的心理负担。语言的刺激对人的心理和生理都会产生很大影响，在某些特定情况下，甚至可以起到客观物质刺激的效果，达到类似药物、针刺等疗效的反应。有相当一部分产后抑郁症妇女的病情发生是与遭受灾难、挫折或承受周边环境带来的压力相关。因此他们不仅表现出忧郁、焦虑、悲伤、敏感等心理行为的改变，还可能会伴随一系列的生理表现，比如头晕目眩、食欲不振、月经不调、心慌心烦等。通过语言的关怀劝解或支持安慰，增强患者的心理调节功能；能有效地缓解他们的负面情绪状态，改善他们的症状。

符合情理的精神需求或想法可以通过顺志从欲法来满足，起到舒畅情志的作用，但对于一些不合常理、放纵无稽的欲念不能一味顺从，要适当予以劝解开导。亲属朋友可首先耐心地与患者进行沟通，倾听患者对自己当前状态的看法和现有症状的担忧，这样既让患者得到了倾诉机会，也能借此判断患者对抑郁症相关知识的了解程度，是否能主动地寻求帮助和治疗机会，也能了解现在困扰他们的问题所在，还可以顺势向患者讲解一些关于抑郁症的相关医学知识，告知身体和精神上的一些变化只不过是内分泌失调的表现，让患者不必过于担心。对于抑郁程度较严重，甚至有自杀倾向的患者，我们可以采用暗示的方法，多用鼓励性的语言唤起他们对生活的希望，并安排他们多与亲人朋友相聚，使其感受到周围人的关爱，从而激起对生活的希望。

5.因势善导法

《灵枢·师传》中有"告之以其败，语之以其善，导之以其所便，开之以其所苦"因势善导的记载，可以说是中医心理学疏导法的最早记载。它包括了西方心理学的认知疗法。心理咨询中，语言疏导法是常用基本方法，"人之情，莫不恶死而乐生"，只要咨询者能与来访者建立起良好的信任关系，运用因势善导法，动之以情，晓之以理，有针对性地开导，改变来访者不正确的认知，定能收效良好。医生既要向患者明示疾病成因、病情及危害，使患者重视疾病，又要告诉患者配合医生，积极治疗，同时指导患者自我调节，对疾病保持积极乐观心态，消除患者的恐惧苦恼。

（五）五音疗法

两千多年前，中医的经典著作《黄帝内经》就提出了"五音疗疾"的理论，《史记·乐书》记载："音乐者，所以动荡血脉、流通精神而和正心也。"古代贵族宫廷配备乐队歌者，不纯为了娱乐，还有一项重要作用是用音乐舒神静性、颐养身心。自古以来利用音乐治疗疾病的例子也比比皆是。北宋大文豪欧阳修在《欧阳文忠公集》中记载，他曾因忧伤政事，形体消瘦，屡进药物无效。后来，孙道滋以"宫声数引"治愈了"幽忧之疾"，欧阳修深有感触地说："用药不如用乐矣。"这可以算是我国历史上以音乐治病的典范事例之一。

1.五音疗法的基本理论

《黄帝内经》中将音调与五行、五色、五脏、五志相关联。《灵枢·邪客》载："肝属木，在音为角，在志为怒；心属火，在音为徵，在志为喜；脾属土，在音为宫，在志为思；肺属金，在音为商，在志为忧；肾属水，在音为羽，在志为恐。"五种不同的音调属性不同，音调特点各异，如《素问·阴阳应象大论》曰："角谓木音，调而直也；徵谓火音，和而美也；宫谓土音，大而和也；商谓金音，轻而劲也；羽谓水音，沉而深也。"正是因为五种不同的频率、音调，所对应的五脏不同，进而个性特征表现也各异，"宫音和平雄厚。庄重宽宏，商音慷壮哀郁，惨抚健捷；角音圆长通澈，廉直温恭，微音婉愉流利，雅而柔顺；羽音高洁澄净，淡荡清邈"。五行音乐对心理和行为会产生不同的影响和调节作用，如汉代班固论述了五音对情绪和行为的影响："闻角音莫不恻隐而慈者，闻微声莫不喜养而好施者，闻商音莫不刚断而立事者，闻羽声莫不深思而远虑者，闻宫声莫不温润而宽和者也。"

2.五音入五脏

古代的音乐与现在音乐有所不同，只有五音：角、徵、宫、商、羽。这五个音阶分别被中国传统哲学赋予了五行的属性：木（角）、火（徵）、土（宫）、金（商）、水（羽）。生理学上，当音乐振动与人体内的生理振动（心率、心律、呼吸、血压、脉搏等）相吻合时，就会产生生理共振、共鸣。中医理论认为，音乐可以深入人心，可以感染调节情绪，进而影响身体，在聆听中让曲调、情志、脏气共鸣互动，达到活血化瘀、通畅精神的作用。这就是"五音疗疾"的身心基础。

具体而言之，角为木音，通于肝，角调音乐可以机体尤其是肝脏的气机宣发和展放。具有疏理气机、调畅郁滞的作用；徵为火音，通于心，能促进全身气机上升，温煦发生。具有养阳助心、温厚脾胃的作用；宫为土音，通于脾，能调节脾胃气机的升降，具有补养脾胃、养肺益肾的功效；商为金音，通于肺，能使全身气机的内收，调节肺气宣发、肃降，具有养阴保肺、补肾利肝的作用；羽为水音，通于肾，能潜降周身气机，具有养阴保肾、清心潜降的功效。

3.五音疗法的应用

下面根据五脏的不同特性来帮助读者选择合适的音乐治疗抑郁。

（1）心——五脏中的君主：心脏掌控着精神和血液的循环，心脏通常不会偷懒，它一刻不停地搏动完全符合属于火的特性。然而，现实的生活和工作压力、不断在减少的睡眠、很少运动的身体……无一不在伤害我们的心，所以很容易出现心脏系统的不适症状，如失眠、心慌、心胸憋闷、胸痛、烦躁、舌尖部溃疡等症。

属心的音阶：徵音，相当于简谱中的"5"。徵调式乐曲：热烈欢快，活泼轻松，构成层次分明，性情欢畅的气氛，具有"火"之特性，可入心。

最佳曲目：《紫竹调》。心气需要平和，这首曲子中，运用属于火的徵音和属于水的羽音配合很独特，补水可以使心火不至于过旺，补火又可使水气不至于过凉，利于心脏的功能运转。

最佳欣赏时间：21：00—23：00。中医最讲究睡子午觉，所以一定要在子时之前就要让心气平和下来，过早过晚都不太合适。

（2）肝——五脏中的将军：肝的特性是喜欢条达而恶抑郁。我们如果长期被一些烦恼的事情所困扰，肝就会使我们体内的本该流动的气处于停滞状态，时间稍久，就会导致肝气郁滞，产生种种不适。如抑郁、易怒、乳房胀痛、口苦、痛经、舌边部溃疡、眼部干涩、胆小、容易受惊吓等。

属肝的音阶：角音，相当于简谱中的"3"。角调式乐曲：有大地回春，万物萌生，生机盎然的旋律，曲调亲切爽朗，有"木"之特性，可入肝。

最佳曲目：《胡笳十八拍》。肝顺需要木气练达，这首曲子中属于金的商音元素稍重，刚好可以克制体内过多的木气，同时曲中婉转地配上了较为合适的属于水的羽音，水又可以很好地滋养木气，使之柔软、顺畅。

最佳欣赏时间：19：00—23：00。这是一天中阴气最重的时间，一来可以克制旺盛的肝气，以免过多的肝气演变成火，另外可以利用这个时间旺盛的阴气来滋养肝，使之平衡、正常。

（3）脾——五脏的能量来源：脾是我们身体里的重要能量来源，身体活动所需要的能量，几乎都来自脾胃，经过食物的消化吸收，才能转化成能量供应给各个脏器。暴饮暴食、五味过重、思虑过度等都会让我们的脾胃承担过重的负担，而出现不适症状，如腹胀、便稀、肥胖、口唇溃疡、面黄、月经量少色淡、疲乏、胃或子宫下垂等。

属脾的音阶：宫音，相当于简谱中的"1"。宫调式乐曲风格悠扬沉静，淳厚庄重，有如"土"般宽厚结实，可入脾。

最佳曲目：《十面埋伏》脾气需要温和，这首曲子中运用了比较频促的徵音和宫音，能够很好地刺激我们的脾胃，使之在乐曲的刺激下，有节奏地进行对食物的消化、吸收。

最佳欣赏时间：在进餐时，以及餐后一小时内欣赏，效果比较好。

（4）肺——五脏中的宰相：肺在身体里是管理呼吸的器官，全身的血液里携带的氧气都要通过肺对外进行气体交换，然后再输送到全身各处。也正因为肺和外界接触频繁，所以污染的空气、各种灰尘、致病细菌，会在你身体抵抗力稍低的一刹那，占领你的肺，而出现如咽部溃疡疼痛、咳嗽、鼻塞、气喘、容易感冒、易出汗等不适症状。

属肺的音阶：商音，相当于简谱中的"2"。商调式乐曲风格高亢悲壮，铿锵雄伟，具有"金"之特性，可入肺。

最佳曲目：《阳春白雪》。肺气需要滋润，这首曲子曲调高昂，包括属于土的宫音和属于火的徵音，一个助长肺气，一个平衡肺气，再加上属于肺的商音，可以通过音乐改善肺部宣发肃降功能。

最佳欣赏时间：15：00—19：00。太阳在这个时间段里开始西下，归于西方金气最重的地方，体内的肺气在这个时段是比较旺盛的，随着曲子的旋律，一呼一吸之间，里应外合，事半功倍。

（5）肾——五脏中的作强之官：肾为封藏之本，我们身体里所有其他脏器产生的能量，在满足日常消耗后，都会把多余的能量转存到肾中，将来身体里的其他器官缺少足够的能量时，通常会从肾中抽调。长此以往，肾中的能量总的来讲还是处于一种匮乏状态，极易出现面色暗、尿频、腰酸、性欲低、黎明时分腹泻等症状。

属肾的音阶：羽音，相当于简谱中的"6"。羽调式乐曲：风格清纯，凄切哀怨，苍凉柔润，如天垂晶幕，行云流水，具有"水"之特性，可入肾。

最佳曲目：《梅花三弄》。肾气需要蕴藏，这首曲子中舒缓合宜的五音搭配，不经意间运用了五行互生的原理，反复地、逐一地将产生的能量源源不断输送到肾中。一曲听罢，神清气爽，倍感轻松。

最佳欣赏时间：7：00—11：00。这段时间在一天里是气温持续走高的一个过程，人和大自然是相互影响的。在这个时间段，太阳在逐渐高升，体内的肾气也蠢蠢欲动地受着外界的感召。如果此时能够用属于金性质的商音和属于水性质的羽音搭配比较融洽的曲子来促使肾中精气的充沛。

（6）其他音乐处方：若想催眠可听《平湖秋月》、舒曼的《梦幻曲》、莫扎特的《催眠曲》、门德尔松的《仲夏夜之梦》；欲解抑郁：听《喜洋洋》《江南好》；想除悲怆可听海顿《创世纪》、柴可夫斯基《第六交响曲d小调——悲怆》、贝多芬《第五交响c小调——命运》；振作精神可听《金蛇狂舞》《步步高》；若去烦躁可听《梅花三弄》《塞上曲》《空山鸟语》。

总之，中医五音疗法无论从五行还是七情理论来看，对情绪的调整作用都是直接而强烈的。从现代医学角度看，音乐不仅可以对不良情绪能够节制、疏泄、移情，音乐的感染力还能让人们寄托情怀，怡养心神，超脱烦恼。音乐对情绪活动的作用与内分泌、自主神经系统、下丘脑、边缘系统有着密切关系，正是通过生理、心理的作用，适合的音乐可以通过情绪的疏导把积聚、抑郁在心中的不良情绪宣达发泄出来，以恢复心理平衡。因此，中医五音疗法对于抑郁症患者有着非常大的帮助。

附录　关于抑郁30问

1.如何确诊抑郁症?

抑郁症的诊断概念和诊断标准种类很多,从使用的角度看,有临时操作性,也有科研用的诊断标准,但均未得到广泛的接受。即使是当今世界上影响较大的诊断标准,世界卫生组织所制订的新版国际疾病分类法(ICD-10),美国精神障碍的诊断与统计手册(DSM),中国精神疾病分类方案与诊断标准(CCMD),在对抑郁症的诊断概念和诊断标准上亦有差异。为此,在广泛深入科学研究基础上,制定统一且被公认并接受的诊断标准,一直是世界范围内各国精神病学者们致力奋斗的目标之一。

2.世界卫生组织所制定的抑郁症诊断标准?

世界卫生组织所制定的新版国际精神疾病分类法和诊断标准(ICD—10)有关抑郁发作的诊断标准:

以下描述的是3种不同形式的抑郁发作(轻、中、重度)。各种形式的典型发作中,患者通常有心境低落,兴趣和愉快感丧失,导致劳累感增加和活动减少的精力降低。也很常见的症状还有稍做事情即觉明显的倦怠。其他常见的症状是:

(1)集中注意和专注的能力降低。

(2)自我评价和自信降低。

(3)自罪观念和无价值感(即使在轻度发作中也有)。

(4)认为前途黯淡悲观。

(5)自伤或自杀的观念或行为。

(6)睡眠障碍。

(7)食欲下降。

低落的心境几乎每天一样，且不随环境而改变，但在一天内可显示出特征性的昼夜差异。临床表现可有明显的个体差异。青少年患者中，非典型的表现尤为常见。某些病例中，焦虑、痛苦和运动性激越有时比抑郁更为突出。此外，心境的改变也可以被激惹。过度饮酒、戏剧性行为，原有恐怖或强迫症状恶化等附加特征或疑病性先占观念所掩盖。对于不同严重程度抑郁的诊断均要求至少持续两周，但如果症状格外严重或起病急骤，时间标准适当缩短也是有道理的。

以上症状可以提出并构成被广泛认为具有特殊临床意义的特征性表现。这些躯体症状最典型的例子是：对通常能享受乐趣的活动丧失兴趣和愉快感，对通常令人愉快的环境缺乏情感反应；早上较平时早醒2小时或更多；早晨抑郁加重；客观证据表明肯定有精神运动性迟滞或激越（为他人提及或报告）；食欲明显下降；体重降低（正常定义为过去1个月显示失去体重的5%或更多）；性欲明显减退。一般只有肯定存在上述症状时，才被认为有躯体综合征。下面还要详细描述轻、中、重度抑郁发作类别，都仅用于单次（首次）抑郁发作，若再具有抑郁发作，则应归于复发性抑郁障碍的典型中标出不同严重程度旨在包括不同类型精神科实践中所遇到的各种临床状态。轻度抑郁发作患者多见于初级保健机构和普通医疗机构，精神科住院主要处理重度抑郁症患者。存在痴呆或精神发育迟滞并不排斥可治性抑郁发作的诊断。由于交流困难，诊断轻症时更大程度上依赖客观可观察到的躯体症状，如精神运动性迟滞，食欲及体重下降睡眠障碍。

3.中国抑郁症的诊断标准？

中国精神疾病分类方案与诊断标准第三版（CCMD-3）与国际疾病分类法和诊断标准（ICD-10）接近，这个诊断标准由症状标准，严重标准，病程标准和排除标准等部分组成：

（1）症状标准：以心境低落为主要产品特征且持续2周，此期间至少有下述症状中的四项：①丧失兴趣、无愉快感。②精力减退或疲乏感。③精神运动性迟滞或激越。④自我评价过低，或自责，或有内疚感。⑤联想困难，或自觉思考能力下降。⑥反复出现想死的念头，或有自杀，自伤行为。⑦睡眠障碍如失眠、早醒或睡眠过多。⑧食欲降低，或体重明显减轻。⑨性欲减退。

（2）严重标准：社会功能受损，或给本人造成痛苦或不良后果。

（3）病程标准：①符合症状标准和严重标准，至少已持续2周。②可存在某些分裂性症状，但不符合分裂症的诊断。若同时符合分裂症的诊断标准，在分裂症状缓解后，满足抑郁发作标准至少2周。

（4）排除标准：排除器质性精神障碍或精神活性物质和非成瘾物质所致的抑郁。

4.抑郁症诊断要点是什么？

（1）发病过程，诱发因素。

（2）严重程度。

（3）有无惊恐发作，强迫症状或社交恐怖症。

（4）有无不典型症状，如食欲增强，体重增加，睡眠增加，极度无力，卧床不起。

（5）自杀念头或计划。

（6）有无精神病性症状。

（7）既往有无抑郁症发作史，既往用药有无疗效。

（8）既往有轻度躁郁史。

（9）有无抑郁症家族史，药物有无疗效。

（10）有无合并前列腺增生、心脏病、癫痫等内科疾病，这些疾病可增加某些抗抑郁药的毒副作用。

（11）有无使用可引起抑郁症的药物，或与抗抑郁药有交互作用的药物。

（12）有无酗酒、吸毒或药物滥用史。

在怀疑患者有抑郁症可能时，应当尽可能全面地采集病史，不能仅仅依靠患者的主诉。许多人自称情绪低落，但并不一定是抑郁症，而有些患者抑郁症已相当严重，却没有抑郁主诉，而表现为躯体症状，如失眠。

5.儿童抑郁症的诊断?

（1）全面了解病史：详细了解家族史，家庭情况，生长发育过程，儿童适应能力，性格特点，学业情况，有无重大精神刺激，与家长、教师充分沟通，详细了解患儿在家庭、学校中的各方面情况。

（2）详细检查：由于儿童表达能力差，常说不清自己的想法及情绪变化，因此要通过儿童表情、姿势、行为、说话的内容、活动的情况等了解其心理状况，必要时做各种辅助检查，如脑CT、脑电图等，以排除器质性疾病。做详细的精神检查以排除孤独症、多动症等精神障碍。

（3）诊断标准：Weinberg 等（1976年）儿童抑郁症诊断标准。Poznanski（1982年）儿童抑郁症诊断标准。

6.青少年抑郁症的诊断?

（1）诊断原则：①详细了解病史。②掌握青少年思维、情感、行为、人格发展特点和所处的环境。③严格体检和心理检查，以排除其他躯体疾病、心理障碍对青少年的影响。④诊断标准按权威的国际、国家公认的抑郁症诊断标准，与成人相同。

（2）诊断要点：①青少年时期开始起病。②临床表现有抑郁证候。③除外脑和躯体疾病因素所引起的继发性抑郁症。

7.儿童抑郁症的患病信号?

若持续时间达两周以上，一反常态地出现以下情况，应考虑有抑郁症倾向。

（1）容易发脾气，哭闹、烦躁、恐惧，变得不开心，不活泼。

（2）不喜欢与小朋友交往，在以往喜欢的游戏中变得漠然。

（3）否定自己，认为自己无能或容貌丑陋。

（4）既往遵守纪律的孩子出现逃学，不遵纪守时，打架捣乱等行为。

（5）出现儿科检查不出躯体疾病的躯体症状：如头痛、头晕等。

（6）有自伤自虐，撞头等行为。

8.成人抑郁症的患病信号有哪些?

（1）心理信号：①长时间高兴不起来，感到沮丧，看到别人高兴自己反而生气。②总感到全身无力，不想上班或干家务。③脑子不灵活，经常一片空白，记忆力差，注意力不集中。④没有食欲或总想吃东西，对性无兴趣，阳痿或性冷淡。⑤清晨两三点就睡不着了，总有想不开的事，或睡得太多，总发困。⑥心情烦躁、坐立不安，脾气变坏，常因一些小事与人争执，使家人、邻里无法忍受。⑦什么事都不想干，对什么都没兴趣，社会交往减少，甚至闭门独居。⑧能力强的人变得犹豫不决，认为自己能力下降。⑨总是自卑，感到别人比自己强；认为自己有罪，感到自己是个失败者。⑩感到人生没有前途，无生存价值，生不如死，或有轻生行为。

（2）躯体信号：①身体虚弱，行动缓慢，走路不灵活。②无躯体疾病影响的体重下降。③查不出原因的头痛，背痛，恶心、胃部难受、心前区疼、便秘等。

9.青少年患抑郁症的患病信号有哪些?

（1）参考成人患者患病信号。

（2）其他信号：①认为自己相貌丑陋，能力差或别人不喜欢自己。②无明显原因的退学、逃学或其他异常行为。③达到目标后没有快感反而失落。④无明显原因出现人际关系严重问题，如怨恨他人，与人争吵。⑤大量的躯体不适，如头痛、乏力等。

10. 老年抑郁症的发病原因?

老年抑郁症是指60岁以后发病，以持久的抑郁心境为主要症状的精神障碍。老年抑郁症的发病可能与身体衰老后的生物变化，老年人受到的精神打击等因素有关。

（1）生理变化：①随着年龄的增大，中枢神经系统可产生各种生物化学的变化，如各种神经递质的变化。②生物节律变化：生活节律与昼夜变化、睡眠周期的改变有关。③脑组织结构改变：大脑皮质的萎缩及脑室扩大。

（2）心理社会因素：①老年人对社会影响和精神挫折的耐受力减低。②老年人患躯体病增多，给心理、生理带来的压力加大。③老年人面对的社会因素增加：如经济收入减少，与子女分居，与社会飞速发展的不适应。老年人遇到的生活事件较多，如丧偶、再婚、患病等。

11.如何划分原发性抑郁症与继发性抑郁症?

原发性抑郁症是指先前无精神障碍，无其他抑郁或躁狂发作史的患者。继发性抑郁症是指先前有精神疾病史（躁狂和抑郁除外）的患者。抑郁可在强迫性障碍、恐怖症、药物滥用和酒精中毒等其他精神病状态下同时出现。

原发性和继发性抑郁症之间有许多重要区别。最有意义的区别是原发性抑郁患者疾病发作间期精神状态完好，而继发性抑郁患者则不然，在预后方面，一般认为原发性抑郁较继发性抑郁预后好，合并有酒精中毒的患者，有较高的自杀危险，预后差。

12.如何区别抑郁症和精神分裂症?

精神分裂症实际上是医学上所指的伴有精神病性表现的严重精神病。精神病表现有三大特点：①患者常有一些幻觉等病态体验，并不能把其病态体验与现实区分开来，把病态体验当成现实，如有患者在一个人时听到有人跟他讲话，命令他干这干那，患者不能区分这是一种病态体验（命令性幻听），相反会按照命令行事。再比如有的患者坚信周围的人都要谋害自己，但实际上根本没这回事，别人反复说服他这是不可能的，但他仍然坚信不疑，这是一种被害妄想。②患者没有能力按社会认为适宜的方式行动，他们在病态体验（幻觉、妄想等）的支配下出现一些异常行为。③患者对自己这种异常表现不能察觉，认为自己精神正常，没有病。

我们知道，抑郁症患者一般知道自己情绪上出了毛病，并为此感到很痛苦，他们希望其情况能有所改善。但苦于调整不好，于是有时会采用自杀这种方式结束其痛苦。所以抑郁症不是大众观念中的"精神病"，它是一种心境障碍。抑郁症中，大部分患者病情由轻到中度，不伴有精神病性表现，病情严重的只占少数。虽然严重的抑郁有时也会有一些幻觉、妄想等病态体验，但经治疗后病情会很快好转，随着病情的减轻，患者能认识到自己有病，并积极配合治疗。所以它与精神分裂症不同。

13.如何区别抑郁症和焦虑症？

长期在精神紧张的气氛中生活的人们，当他们对外界刺激承受能力下降，在心理失去平衡的情况下就会表现出各种不良的情绪反应，其中抑郁与焦虑就是很常见的、令人痛苦不安的情绪体验。它们既可以同时存在，又可以单独出现。焦虑、抑郁及两者之间的区别简要介绍如下。

焦虑是一种内心紧张不安，预感将要发生某种危险或不利情况的不愉快的心境体验。焦虑的产生源于认为自己、家庭或隶属的团体将处于危险之中。危险的处境可以是现实环境，如战争、自然灾害，也可以是心理刺激，如被批评、被侮辱等；可以是实际可能发生的，也可能是想象中的，如果某人认定某环境对自己有危险，就会对这一环境做出一系列判断，评价环境的危险性有多大．估计自己的对抗能力、环境的危险性与对抗能力之比就构成了焦虑的强度。焦虑与人们熟知的恐惧相近，但恐惧是面临危险的当时发生，而焦虑则发生在危险或不利情况到来之前。焦虑与烦恼也有所不同，烦恼主要是对已经发生过的事件而言，而焦虑则是对尚未发生的事。人在焦虑时都会意识到自己目前焦虑不安的状态，并可以将其与悲哀、愤怒等痛苦体验区分开来。一个人可能不知道自己焦虑的原因，但他不可能不知道自己的焦虑情绪，不被人体验到的焦虑是不存在的。

出于焦虑是一种痛苦不快的情绪体验，于是有些人常常试图逃避。对焦虑情境的回避或重复出现减轻焦虑的行为，这往往是神经症性障碍的基本特征。生活中产生焦虑、恐惧本来是很自然的事情，虽然这些体验和疼痛体验一样是令人不愉快的，但又是人类生存所必需的，不应当试图逃避它们，或对它们加以否定。逃避与否定的结果不仅使问题得不到解决，反而使得神经症性行为得以延续下来。

焦虑按其来源的不同可分为3类：①现实性焦虑：产生于外界危险的知觉，如人们对地震、洪水、毒蛇、猛兽的恐慌。②神经症性焦虑：焦虑的原因不是外界的危险．而是意识到自己本能冲动可能导致某种危险。③道德性焦虑：是对自我羞耻感、罪恶感的体验，危险不在于外部世界，而是在于对自我良心的威胁。人们害怕自己的行为和思想不符合自我理想所设定的标准，而受到良心的惩罚，由此带来不安。

抑郁是一种悲哀、沮丧、郁闷的情绪体验，抑郁的产生与所热爱事物的丧失和盼望东西的幻灭有关。它的强度与人们对丧失物体的主观评价呈正比，而不与丧失物体的"绝对值"呈正比。

14.如何区别抑郁症和神经衰弱？

轻型抑郁症常出现失眠、头痛、头晕、乏力等，易被诊断为神经衰弱。但抑郁症具有昼夜规律，晨重夕轻，而神经衰弱患者没有这种规律；抑郁症患者症状的轻重往往与情绪有关，情绪好时症状的轻，而神经衰弱患者与情绪无明显有关；抑郁症的睡眠障碍多表现为早醒，且醒后难以重新入睡；而神经衰弱的睡眠障碍多表现为入睡困难。抑郁症的患者多伴有焦虑，并与生理性、季节性相关；神经衰弱的患者没有这一特点。

15.如何区别老年抑郁症和老年痴呆？

老年抑郁症患者除了有些老年遗忘外，智能是正常的。但老年抑郁症发病时由于情绪低落，思维过程有一定阻滞，检查又不合作。误认为有智能障碍，而误诊为老年性痴呆的情况十分常见。两者鉴别如下：

（1）抑郁症的起病较快，发展较迅速；痴呆的起病较慢，发展缓慢。

（2）抑郁症的抑郁症状持续；痴呆的情绪多变动，不稳定，淡漠。

（3）抑郁症的智能障碍多为部分性的，每次检查结果不恒定；痴呆患者的智能大多为全面障碍，影响生活，检查结果较恒定。

（4）抑郁症无神经系统症状，也无客观颅脑检查阳性发现；痴呆者可有神经系统症状、也可有颅脑检查阳性发现。

（5）如难以鉴别时，应先作为抑郁症治疗。抗抑郁剂对抑郁症治疗有效，对痴呆患者无效。

但也要注意，有一部分老年抑郁症患者经过随访发展成为老年性痴呆，所以老年抑郁症患者需要进行详细的智能检查及神经系统检查（包括特殊检查）。

16.哪些药物可以引发抑郁症？

可能引发抑郁障碍的药物有：某些抗生素药、抗惊厥药，抗心律失常药，抗高血压药，肿瘤化疗药，H_2受体阻滞剂，抗胆固醇药等。应用以上药物时需细心观察患者的心理状态。若在用药时出现抑郁症状，并可判定与用药有关，就应该停用此药物，并应及时治疗药物引发的抑郁症。如使用利血平及含利血平的复方制剂，有些人可出现情绪低落，兴趣减退，活动减少，食欲减退，疲乏甚至自杀企图等抑郁症状，这与此药影响去甲肾上腺素、5-羟色胺等神经递质有关。

17.酒精为什么可以引发抑郁症？

急性酒精中毒可出现抑郁症及自杀，也可出现躁狂行为。酒精依赖者突然戒酒可出现抑郁症及自杀。普通人群中嗜酒者有55%的人被诊断为抑郁症，60%的酒精依赖者在发生酒精依赖前有原发性抑郁，酒精依赖者自杀率达到5%~25%，高于普通人群80倍。长期大量饮酒会出现很多身体、社会、心理问题，如嗜酒后与亲人疏远，嗜酒后体弱多病，饮酒大量花钱等，易出现抑郁症。

18.社会心理因素可以引发抑郁症？

在个人生活中，每个人都可能遇到各方面的负面社会心理压力，但不同个性、不同社会经验、能力、理想信念，不同人对社会心理压力有不同承受能力。抑郁症是人世间异常心理活动，也是人的神经系统，特别是脑的异常功能状态，它的出现同样受到自然和社会环境的影响。因此社会因素导致抑郁症不外乎个人的神经系统、脑的功能和面临的自然、社会环境两方面。

19.什么是季节性抑郁症？

季节性抑郁症分为冬季抑郁症和夏季抑郁症。

冬季抑郁症多于晚秋起病，随着冬季日照减少，症状加重。日照时间延长后，症状逐渐缓解。症状有易悲伤、易发火、不愿出门与人交往，自感精力下降，工作有困难，睡眠多但不解乏，爱吃糖，体重增加，性欲下降等。治疗时除传统抗抑郁外，还有光照治疗。

夏季抑郁症与天气炎热，干燥或闷热等有关，于晚春开始，症状有不爱吃东西，体重下降，失眠早醒等，也可有典型抑郁的多种症状，除传统抗抑郁治疗外，戴墨镜等避光措施及冲凉也有助夏季抑郁症的治疗。

20.抑郁症患者会有哪些抑郁的心境表现?

抑郁患者会表现出各种不同程度的抑郁心境。

（1）面部表情：脸上一副沮丧、苦闷的表情；或易哭泣，一把鼻涕，一把泪；或口角耷拉，低着头，板着脸，一言不发。

（2）肢体语言：无可奈何的手势；身体前倾蜷缩；沉默、呆坐不动等。

（3）言语内容："好长时间了，没什么好心情""几个月来，我一直想哭""我看到别人高兴，很心烦"。

21.男性患抑郁症会影响生育吗?

男性患了抑郁症，性欲减低，当然会影响生育；同时，长期情绪低落，也会削弱产生精子的能力。英国利兹大学的研究显示，当感到沮丧、失落或伤感时，懂得向身边的人倾诉的男性，他们制造的精子会比较健康，而且数目也会较多。相反凡事都埋在心底的男性，他们精子的数目会较少，甚至失去产精能力。因此，男性在极大的压力之下，会完全丧失生殖能力。

22.产后抑郁症会对孩子有不良影响吗?

产后抑郁症一般在产后6周发病，疲乏、易怒、焦虑、恐怖和抑郁是产后抑郁的主要特征，如不治疗，症状可持续数周。产后抑郁可造成母婴连接障碍，这种情感障碍往往会对孩子造成不良影响，可妨害婴儿的正常发育生长，出现婴儿较紧张，易疲惫，动作发展不良等，还会影响孩子阅读能力及运动技巧等方面，女孩则因母亲患抑郁而常早熟。

23.心情抑郁的妇女更易骨折吗?

美国国立精神卫生研究所通过研究24名严重抑郁症妇女及24名健康妇女的骨密度，发现抑郁症的妇女椎骨及髋骨的骨密度均比正常人低，抑郁妇女骨骼质量与其年龄相比严重早衰，抑郁症患者的骨密度相当于一般妇女绝经后的水平，极易发展成骨质疏松，其原因最可能是抑郁的人往往食欲不佳，体育锻炼少，睡眠质量不高，内分泌失调导致身体功能全面下降。

24.抑郁症会导致痴呆吗？

流行病学资料显示，抑郁症史与以后发生痴呆和认知功能下降有关。有抑郁症史的人，以后发生老年痴呆的危险性比无抑郁症史的人增高1.8%倍，充分说明抑郁症与痴呆之间明显相关。原因可能与抑郁应激引起的糖皮质激素分泌过多会损伤海马区有关，也可能是抑郁本身就是痴呆的前驱症状。

25.抑郁症与童年期母爱剥夺有关吗？

亲子分离或存在分离的威胁，不仅可使儿童当时痛苦，而且可引起其内心的某些变化，使其成年后易患某些精神障碍。精神分析学家也指出，在童年时期因分离或死亡造成的母爱剥夺，在成人期易患抑郁障碍。

26.抑郁症与家长的教育风格有关吗？

有假说认为，如果童年期父母对子女管束控制程度过高，而照顾关心程度过低，那么成年后发生神经症（尤其是抑郁症）的危险度大大增高。其原因可能与以下两种原因有关：一是由于父母关心程度低，造成子女缺乏自信，自尊心低，性格不开朗。二是由于父母管束过严，会妨碍子女社会交往能力的形成与发展，导致子女不能承受挫折，不擅于交际，影响了健康性格的形成。

27.父母的哪些行为容易导致子女患抑郁症？

（1）父母对儿童寻求关注的行为不予理睬或直接明确拒绝的。

（2）不能善始善终地做好父母，经常因各种原因未做好应尽义务。

（3）父母经常以不再爱子做威胁，作为达到某种目的的控制手段。

（4）父母或母亲威胁要离家出走。

（5）父母威胁要离婚，自杀或杀死对方。

（6）责备子女的行为导致父母生病。

28.抑郁症患者为什么要自杀，其自杀特点有哪些?

抑郁症患者多认为生活在世上是一种苦难，为了解脱，脱离苦海，多有自杀倾向，但不舍得离开他们最疼爱的人，怕这些人在世上会受苦，担心活着的亲人悲伤，于是在下决心自杀前，先把亲人杀害，这称为"自杀扩大""家族杀人""怜悯杀人"。

与一般杀人犯比较有以下不同之处：①杀人与自杀常先后紧接发生。②杀害对象常选择最疼爱者，最亲密者，最怜悯者。③女性杀人较多见。④行为通常发生在早晨或上午。⑤杀人场合多发生在案犯的家庭内。⑥杀人行为后不伪造现场，不逃避罪责。

29.如何自测是否患上抑郁症?

抑郁症是以心境低落为主要表现的精神疾患。随着生活节奏的加快和工作压力的增加，那些工作认真、勤奋、有前途、希望上进的人更容易患抑郁症。如何早期发现抑郁症，可用下表简单自评。自评表共20次，每一次问题的回答分4个等级：没有，少有，常有，一直有。分别得0分，1分，2分，3分。得分15分以下为正常，无患抑郁症危险；16~19分为可能有抑郁症；20分以上为肯定有抑郁症，并需及时找专科医生诊治。

（1）我因一些小事而烦恼。

（2）我不大想吃东西，我的胃口不好。

（3）即使有家人和朋友的帮助，我仍无法摆脱心中的苦闷。

（4）我觉得我和一般人一样好。

（5）我在做事时无法集中自己的注意力。

（6）我感到情绪低落。

（7）我感到前途没有希望。

（8）我感到做任何事情都很费力。

（9）我觉得我的生活是失败的。

（10）我感到害怕。

（11）我的睡眠情况不好。

（12）我感到高兴。

（13）我比平时说话要少。

（14）我感到孤独。

（15）我觉得人们对我不太友好。

（16）我觉得生活没有意思。

（17）我曾哭泣过。

（18）我感到忧虑。

（19）我觉得我不被人们喜欢。

（20）我觉得无法继续我的日常工作

30.如何自我发现抑郁症的先兆？

法国和美国医学专家们制定了一组检测抑郁症的测验题，人们可以自测自己的症状，从而确定是否具有抑郁症先兆。

（1）对下面两个问题回答"是"或"不是"。

①上个月是否有两个星期（或更多）的时间，感觉自己的情绪不太好。②上个月对自己的许多习惯和爱好都失去了兴趣。

（2）如果对这两个问题都回答"不是"，那就无须再继续监测了，因为据此可判定无患抑郁症的可能。如果其中一个问题回答了"是"，请对以下7个问题回答"是"或"不是"。

①食欲近来是否改变？体重是否不知不觉地增加了5kg？②睡眠是否出现了困难？③是否几乎每天都感到激动和烦躁，甚至坐立不安？④是否总感觉自己有气无力，疲劳不堪？⑤是否总感觉自己是无能之

辈，甚至问心有愧？⑥近来注意力是否很难集中？⑦是否出现了轻生的念头？

对上述问题，只要做出3个肯定的回答，那么就必须去找精神病专科医生商量对策了。